常见病护理操作实践

CHANGJIANBING HULI CAOZUO SHIJIAN

主编 尹相艳 王 静 郭淑娟 李西梅

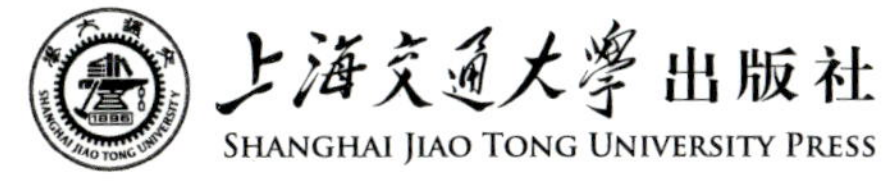

内容提要

本书以病因、病理、发病机制、临床表现、诊断与治疗原则为前提，以护理评估、护理诊断、护理措施、护理评价为主干，对临床常见疾病的护理进行了详细归纳和总结。内容突出了护理过程中需要注意的关键问题，体现了个体化、整体化的护理观念，适合各级医疗机构的护理人员及医学院校护理专业学生参考使用。

图书在版编目（CIP）数据

常见病护理操作实践 / 尹相艳等主编. -- 上海 : 上海交通大学出版社，2024.7. -- ISBN 978-7-313-31022-4

Ⅰ. R47

中国国家版本馆CIP数据核字第202402D558号

常见病护理操作实践

CHANGJIANBING HULI CAOZUO SHIJIAN

主　　编：尹相艳　王　静　郭淑娟　李西梅

出版发行：上海交通大学出版社

地　　址：上海市番禺路951号

邮政编码：200030

电　　话：021-64071208

印　　制：广东虎彩云印刷有限公司

经　　销：全国新华书店

开　　本：710mm×1000mm　1/16

印　　张：11.5

字　　数：200千字

插　　页：2

版　　次：2024年7月第1版

印　　次：2024年7月第1次印刷

书　　号：ISBN 978-7-313-31022-4

定　　价：198.00元

编委会

主　编

尹相艳　王　静　郭淑娟　李西梅

副主编

陈　霞　刘　莉　张兰萍　樊　莉

编　委（按姓氏笔画排序）

王　静　山东省滕州市中心人民医院

尹相艳　山东省日照市中医医院

刘　莉　云南省第一人民医院

　　　　昆明理工大学附属医院

李西梅　山东省费县人民医院

李红红　解放军第九六零医院

张　慧　山东省枣庄市立医院

张兰萍　新疆医科大学第四附属医院

陈　霞　山东省乳山市中医医院

郭淑娟　山东省梁山县人民医院

樊　莉　山东省宁阳县第二人民医院

前言

护理学作为医学领域的重要组成部分，在现代医疗体系中的作用和地位日益凸显。护理服务的范围广泛，职责多样。从基础的病情观察、生活照料，到复杂的心理疏导、康复指导，护理人员的工作渗透在病患康复的每一个环节。护理人员不仅是医疗技术的实践者，更是患者身心健康的守护者。对护理人员而言，专业素质和技能要求极高。他们不仅需要掌握丰富的医学知识，还需要具备敏锐的观察能力、良好的沟通能力和较大的心理承受能力；在面对各种复杂的医疗情况时，要能够迅速、准确地作出判断和应对。为了普及和更新基础护理学的知识，进一步满足护理专业相关人员的临床需要，帮助广大护理人员在工作中更好地认识、了解相关疾病，正确进行护理诊断并提供相应的护理措施，一批长期工作在临床一线的护理专家，精心编写了《常见病护理操作实践》。

本书在编写过程中，以当前临床护理工作的实际需要为基点，以培养实用型高素质护理人才为目标，以临床护理制度和流程为依据，充分体现了"以服务对象为中心"的整体护理理念和标准化的护理流程。在广泛吸取和借鉴国内外最新疾病护理理念的基础上，从护理理论到护理实践，从单一护理到疾病的整体护理，均做了详细的介绍。本书在内容编排上，详略得当、轻重有度；在体例编排上，以病因、病理、临床表现与治疗原则为前提，以护理评估、护理诊断、护理措施为主干；在版面设计上，简约大方、风格清新、特色鲜明;适合各级医疗机构的护理人员参考阅读。

医学科学技术的发展日新月异,本书出版后其中有些护理技术或措施可能又有新的进展,若存在欠妥之处,恳切希望各位读者及时给予批评和指正。

《常见病护理操作实践》编委会

2024 年 2 月

目录

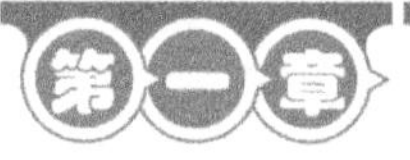

伤口造口护理

第一节　咬伤、蜇伤伤口

一、概述

咬伤伤口中，以人、兽咬伤和蛇咬伤最常见，蜂蜇伤、蝎蜇伤、蜈蚣咬伤较少见，本节将阐述咬伤、蜇伤的治疗和护理方法。

（一）人、兽咬伤

日常生活中人咬伤少见，兽咬伤则是一种常见的外伤。在农村尤以犬、猫、马、猪等家畜咬伤多见，而城市中，随着人们饲养的宠物增多，主要以犬咬伤为主。

1.病因和发病机制

人、兽口腔中有大量细菌，撕咬时细菌直接进入伤口。兽咬伤者则更严重，常有衣服泥土、碎片等异物被带入伤口中，且可将动物的传染病（如狂犬病等）直接传播至人。

2.临床表现

常出现较广泛的组织撕脱、水肿、疼痛、皮下出血、血肿，甚至大出血，伴齿痕，伤口深而不规则。在患者转送医院之前，有条件者应了解咬人的人或兽有无传染病病史，便于伤者后续治疗。

3.治疗

伤口不论大小都需彻底清洗。首先用碘溶液常规消毒伤口及伤口周围皮肤，而后用生理盐水冲洗干净，再用3%过氧化氢溶液反复冲洗伤口，可戴无菌手套用手指（或用无菌止血钳）探查伤口的深度及周围组织受损情况，如遇外口小内腔大的伤口要扩大外口，便于彻底清洗及引流，最后再用生理盐水将伤口冲洗干净，同时清除坏死组织。原则上伤口不做一期缝合。人、兽咬伤患者预防性使用抗生素，兽咬伤患者需注射相应的疫苗，咬伤患者均应常规预防性注射破伤风抗毒素。

(二)蛇咬伤

蛇咬伤好发于夏、秋两季，分为无毒蛇咬伤和有毒蛇咬伤。

1.病因和发病机制

咬伤后，毒素经毒牙进入人体。蛇毒为多肽的复杂混合物，其中一些多肽毒性很强，有特定化学和生理受体部位。蛇毒中有磷脂酶 A、腺苷三磷酸酯酶、透明质酸酶、5-核苷酸酶、二磷酸吡啶核苷酸酶等，可以促进毒液的毒性作用。另外，人体中毒后会释放血清素、组胺等具有自体药理作用的物质，使毒性作用更加复杂。

2.临床表现

无毒蛇咬伤，有 1 排或 2 排细牙痕，以局部损伤和感染为主，无全身中毒症状；有毒蛇咬伤，可有 1 对或 1～4 个大而深的牙痕，局部与全身中毒症状严重，可致患者死亡。临床上常将毒蛇分为 3 类。

(1)神经毒：主要作用于延髓和脊神经节细胞，引起呼吸肌麻痹和肌瘫痪。对局部组织损伤较轻，但全身症状较重，常在伤后 0.5～2 小时出现，表现为头晕、恶心、嗜睡、乏力、呕吐、步态不稳、视物模糊、呼吸困难、语音不清、发绀，以致全身瘫痪、昏迷、惊厥、血压下降、心力衰竭、呼吸麻痹，甚至死亡。金环蛇、银环蛇、海蛇等属于此类毒蛇。

(2)血液毒：有强烈溶血、溶组织、抗凝作用，可致组织坏死、感染。局部症状出现早且重，表现为伤处流血不止、剧痛、肿胀、皮肤发绀，并有皮下出血、水疱、瘀斑、血疱，以及明显的淋巴管炎和淋巴结炎表现，甚至严重化脓感染、组织坏死等。同时血液中的毒素对心、肾等重要器官具有严重破坏作用，引起心、肾功能不全。此类毒蛇有蝰蛇、竹叶青蛇、五步蛇等。

(3)混合毒：具有上述两种毒性作用，局部和全身症状表现均严重。

3.治疗

(1)局部处理：立即于伤口近心端 5～10 cm 处用结扎阻断静脉血和淋巴回流，防止毒素扩散。可就地取材，如手帕、绳子、止血带等。急救处理结束或服蛇药半小时后可松绑。将伤肢浸于冷水中(4 ℃～7 ℃为宜)3～4 小时，然后再改用冰袋，不可将冰袋直接接触皮肤，注意防止冻伤，冷敷和冰敷均能降低毒素中酶的活力、缓解毒素吸收，以减轻疼痛。用 3%过氧化氢溶液、1∶5 000 高锰酸钾液、生理盐水反复冲洗伤口。以牙痕为中心切开伤口，挤出或吸出毒液；由于蛇毒吸收速度较快，切开或吸吮应及早进行，否则效果不明显。如伤口流血不止，切忌切开。以胰蛋白酶 2 000 U+0.5%普鲁卡因 10 mL 在伤口周围做肌内浸润注射，破坏残留的蛇毒。必要时 12～24 小时后重复注射。

(2)全身治疗：根据蛇毒种类或临床表现选用蛇药，如南通蛇药片(季德胜蛇药片)、广州蛇药(何晓生蛇药)；注射单价或多价抗蛇毒血清，注射前需作马血清过敏试验；常规注射破伤风抗毒素，根据感染严重程度选择敏感抗生素；维持水、电解质、酸碱平衡，给予支持治疗，必要时输注红细胞、血浆；出现呼吸困难者，给予吸氧，必要时行气管切开或呼吸机辅助呼吸，同时密切监测全身重要脏器的功能。

(三)蜂蜇伤

蜂蜇伤是由蜂类的尾针刺伤皮肤并将毒囊液注入皮内所致。常见的有蜜蜂蜇伤和黄蜂蜇伤。按蜂的数量又可分为单蜂蜇伤与群蜂蜇伤，尤以黄蜂蜇伤和群蜂蜇伤最为严重。

1.病因和发病机制

蜂蜇人时，其尾刺刺入人体皮肤内，排出蜂毒，从而损害皮肤组织。蜜蜂蜂毒含有组胺、磷脂酶 A、卵磷脂酶、透明质酸，黄蜂蜂毒含 5-羟色胺、组胺、缓激肽及胆碱酯酶等。蜂毒主要可引起变态反应，对组织造成损害。

2.临床表现

蜂蜇伤后以局部剧痒、肿痛为主要症状。半小时内出现过敏症状，表现为头晕、发热、恶心、胸闷、呕吐、四肢麻木等；严重者出现脉搏细弱、面色苍白、过敏性休克等症状。

3.治疗

(1)局部处理：用针头挑拨或胶布粘贴的方法，取出蜂刺，注意勿挤压，以免毒腺囊内毒液进入人皮内引发严重反应。蜜蜂蜂毒为酸性，可用弱碱性溶液(如5%碳酸氢钠液、3%氨水等)湿敷中和毒素。黄蜂蜂毒为碱性，可用 0.1%稀盐酸、醋酸中和。局部红肿处可外用炉甘石洗剂、皮质类固醇制剂等药物。

(2)全身治疗：全身反应者予以补液，用肾上腺皮质激素和抗组胺药物，如葡萄糖酸钙等。有低血压者，皮下注射 1∶1 000 肾上腺素 0.5 mL。有血红蛋白尿者，应碱化尿液并适当增大输液量增加尿量，同时可采用 20%甘露醇利尿。

(四)蜈蚣咬伤

蜈蚣咬伤多发生于草地、花园和山野。

1.病因和发病机制

蜈蚣咬人时，毒液从一对中空的"爪"中排出，注入皮下。其毒液成分和黄蜂等昆虫相似，可引起局部组织损害和变态反应。

2.临床表现

局部痛、痒、红肿，有红线自伤口上延，可有淋巴结肿痛。重者可出现发热、头痛、眩晕、恶心、昏迷、抽搐、呕吐等症状。蜈蚣越大，注入的毒液越多，症状越重。一般经数天后，症状多可消失，但儿童反应剧烈，重则可以致命，需提高警惕。

3.治疗

同蜂蜇伤。

(五)蝎蜇伤

蝎尾针刺入人体皮下所致的损伤。蝎尾内有毒腺，当蝎尾针刺入皮肤后，毒液立即注入体内，产生毒性反应。

1.病因和发病机制

蝎毒液为酸性，含神经毒素和溶血毒素，对人的损害与毒蛇咬伤相似。

2.临床表现

伤处剧痛，经数天后逐渐消退；重者可出现寒战、高热、呕吐、舌和肌肉强直、流涎、头晕、头痛、昏睡等全身症状，进而出现肺出血、肺水肿、胰腺炎、末梢神经麻痹、抽搐、胃肠道症状，严重者可因呼吸中枢麻痹、循环衰竭而死亡。儿童反应剧烈，常有生命危险，需提高警惕。

3.治疗

局部冷敷降温(4 ℃～7 ℃为宜)，使血管收缩，减少毒素吸收扩散。用1∶5 000高锰酸钾稀释液冲洗，挑出毒钩，挤出或吸出毒液。若四肢被蜇，需立即于伤口近心端结扎，可用手帕、绳子、止血带等，每30分钟放松1次，局部用氯乙烷喷雾及蛇药外敷。剧痛者于伤口周围行局部封闭。严重者需补液、抗过敏治疗，遵医嘱对症给予解毒药，适当给予抗生素治疗。

二、护理措施

(一)咬伤伤口评估

对被恶犬咬伤的患者应评估是否需要注射抗狂犬病疫苗或抗破伤风毒素血清。

1.局部评估

(1)记录伤口部位、大小、深浅、颜色。

(2)探查伤口:探查伤口周围有无窦道、潜行,人、兽咬伤患者尤其要仔细探查。

(3)观察伤口周围皮肤:与正常皮肤对照,观察伤口周围皮肤颜色是否有改变,蛇咬伤患者引起机体凝血障碍,周围皮肤可能呈青紫色。

(4)观察出血性质:人、兽咬伤伴机体组织的撕脱,有可能损伤到血管,观察出血量和性质,然后选择正确的止血方法。

2.全身评估

(1)监测生命体征:查看患者是否有过敏及全身中毒症状。

(2)疼痛:大部分人、兽咬伤的患者都会有组织的撕脱且伤口较深,蜇、咬伤时动物将毒素注入皮下,引起局部反应严重,所以咬伤、蜇伤的患者主观感受均以疼痛为主。

(3)外观容貌的改变:人、兽咬伤中,咬伤的创缘不规则,易形成瘢痕影响美观。特别是儿童损伤部位以头面部为主,留下的瘢痕和心理阴影影响儿童健康成长。

(4)感染:人、兽口腔中有大量细菌,被咬之后细菌直接进入伤口,常有衣服泥土、碎片等异物被带入伤口中,导致伤口感染风险增高。

(5)心理因素:多数兽咬伤患者是被体形较大的动物所伤,精神受到强烈刺激,某些患者可能出现精神抑郁且易激怒,对动物产生恐惧感。

(二)咬伤伤口护理

1.清洗伤口

(1)清洗液的选择:好的清洗液可以有效减少细菌污染和去除碎屑,而且不影响伤口愈合所需的正常细胞活性。在咬伤伤口中,清洗液的主要作用除了将伤口彻底清洗干净减少细菌污染外,还能有效减少伤口中毒素的残留。首次处理伤口时,用碘溶液清洗伤口及伤口周围皮肤,也可以用碘溶液湿敷伤口5~10分钟,来减少伤口中的菌落数量,而后用生理盐水洗净伤口,再用3%过氧化氢溶液反复冲洗伤口,过氧化氢溶液对厌氧菌有很强的清除能力。咬伤时,人、兽口腔中有大量的厌氧菌附着于伤口上,因此,首次清洗伤口使用3%过氧化氢溶液十分有必要,最后用生理盐水彻底清洗伤口,减少消毒液对伤口的刺激。再次处理伤口时,清洗液的选择与感染伤口一致。

(2)清洗方法:选择擦拭法和冲洗法清洗伤口。擦拭法清洗伤口周围皮肤,将周围皮肤上污秽物洗净,便于检查除伤口以外的周围皮肤是否有缺失,以及周围皮肤的颜色是否有改变。用20~50 mL注射器连接去针头的头皮针或10~

14号吸痰管冲洗伤口。清洗时，为患者选择合适的体位，让清洗液从伤口的上端向下引流或从净侧向污染侧流动。齿痕较深的窦道或潜行，戴无菌手套用手指探查（或用无菌止血钳探查）伤口的深度及周围组织受损情况，将冲洗管送入其中，一手将冲洗液注入伤口中，另一只手轻轻按摩周围皮肤，将间隙内液体挤出，直至伤口流出的液体清澈视为洗净。

2.敷料的选择

（1）炎症期：以止血、控制感染、清除坏死组织为主。人、兽咬伤伤口大而深，伤口渗血须及时处理，可用藻酸盐填塞止血或碘仿纱条填塞止血，效果不佳时可对伤口行加压包扎，如为喷射性出血则需手术结扎止血。咬伤伤口常伴有组织的撕裂或撕脱，可选用锐器清创、自溶性清创、手术清创等方法去除坏死组织。兽类牙齿锋利，咬伤后伤口会有窦道、潜行或开口小内腔大等情况，用脂质水胶体、磺胺嘧啶银脂质水胶体、泡沫敷料、高渗盐敷料剪成条状放入伤口引流。有感染或感染倾向的伤口选择藻酸盐银、亲水纤维银、纳米晶体银填入伤口。此期伤口不应密闭，更换敷料频率为1～2天更换1次。

（2）增生期：此期以促进伤口肉芽生长为主要目的。选择藻酸盐、亲水纤维敷料管理伤口渗液，保持伤口湿度平衡，感染控制后可用泡沫敷料密封伤口，让伤口在恒温、低氧状态下快速生长。增生期偶尔可见肉芽水肿或过长情况，用高渗盐敷料覆盖伤口，也可以用泡沫敷料直接覆盖伤口加压包扎，如效果不佳可选择95%硝酸银烧灼或直接锐器清除。此期更换敷料频率为3～5天更换1次。

（3）成熟期：促进上皮生长，加快上皮移行缩小伤口。选择促进上皮新生的敷料，如脂质水胶体、泡沫敷料，也可在伤口表面喷洒表皮生长因子，促进上皮爬行，外层用泡沫敷料或片状水胶体密封伤口。此期更换敷料频率为5～7天更换1次。

（三）健康宣教

（1）加强营养，食物尽量做到多样化，及时补充机体所需的各类蛋白质、脂肪、维生素等。

（2）做好心理疏导，一般咬伤患者都会受到惊吓，情绪不稳定，特别是儿童被咬伤后，都会有心理阴影，颜面部受伤儿童更应及早干预，消除其自卑情绪。

（3）避免患肢或伤口部位的活动以减轻患者疼痛。如伤口在四肢者，抬高患肢促进肢体血液回流，减轻局部水肿缓解疼痛。

（4）加强自我保护意识，日常生活远离大型动物，避免咬伤，野外工作或劳作者做好自身防护，防止蜇伤咬伤。

第二节　外科手术切口

一、概述

要正确应对外科手术伤口出现的问题，须先了解外科手术切口的愈合方式，当然可能有部分切口未能按计划正常愈合，还要正确地分析切口所存在的问题。

（一）外科手术切口的分类

1.清洁切口

Ⅰ类切口是指非外伤性的、未感染的伤口；手术未进入呼吸道、消化道、泌尿生殖道及口咽部位，即缝合的无菌切口，如甲状腺次全切除术、单纯疝修补术、单纯骨折切开复位术、开颅术等。

2.清洁污染的切口

Ⅱ类切口是指手术涉及生殖道、泌尿道、呼吸道和消化道，无内容物溢出的手术切口。如胃大部切除术、阑尾切除术、胆囊切除术、肾切除术、肺切除术等，切口可能受到空腔脏器内容物的污染；又如某些部位（如阴囊及会阴部），皮肤不易彻底灭菌，其切口亦属此类；重新切开新近愈合的切口，如二期胸廓成形术的切口，以及6小时以内的创伤切口，经过初期外科处理而缝合的切口均属此类。

3.污染切口

Ⅲ类切口是指急性炎症性疾病实行的手术切口，如十二指肠绞窄疝手术、结核性脓肿或窦道切除术等切口；与口腔通连的手术切口，如唇腭裂手术亦属此类。

4.感染切口

Ⅳ类切口是指消化道等空腔器官穿孔或化脓性病灶的手术切口，如化脓性阑尾炎阑尾切除术、胃十二指肠溃疡穿孔修补术等。

（二）外科手术切口感染分类

手术切口感染是指手术切口在术后1个月内出现脓性分泌物、脓肿或蜂窝织炎，通常可以分离出致病或条件致病微生物，是外科最常见的医院内感染。按照《医院感染诊断标准》，手术切口感染根据人体解剖组织损伤层次由外向内分为浅表手术切口感染、深部手术感染、器官或间隙感染3个层次。

1.浅表手术切口感染

此类感染仅限于切口涉及的皮肤和皮下组织，感染发生于术后30天内。表现为表浅切口有红、肿、热、痛，或有脓性分泌物，细菌培养阳性，浅表手术切口感染应与缝线反应、脂肪液化等加以鉴别。

2.深部手术感染

术后30天内，或有植入物（如机械心脏、人工关节、人工心脏瓣膜等）术后1年内发生的与切口深部软组织（深筋膜和肌肉）有关的感染。表现为深部切口引流出脓液或穿刺抽出脓液，切口常自然裂开或由外科医师打开，有脓性分泌物常伴有发热≥38 ℃，局部有压痛，再次手术探查、组织病理学检查发现涉及切口的脓肿或其他感染证据，分泌物培养阳性。

3.器官或间隙感染

无植入物手术后30天、有植入物手术后1年内发生的与手术有关（除皮肤、皮下、深筋膜和肌肉以外）的器官或腔隙感染。临床表现为引流或穿刺有脓液，再次手术探查、经组织病理学或影像学检查发现涉及器官（或腔隙）感染的证据，细菌培养阳性。

（三）外科手术切口感染的相关因素

手术切口感染相关因素除了包括上节提及的影响急性伤口愈合的各种内源性因素和外源性因素外，还要关注以下几方面。

1.急诊手术

急诊手术切口感染率高于择期手术，主要原因为急诊手术以急腹症患者占多数，且多为感染性、污染性手术；加上在急诊条件下术前各种准备无法完善有可能削弱消毒、隔离和灭菌术。因此，急诊手术感染率较高。

2.手术持续时间长

手术每增加1小时，切口感染的相对危险度增加1倍。同时，长时间的手术，患者多伴有机体创伤面大、出血及局部血肿等，从而降低了全身和局部的抵抗力，这些都是导致术后切口容易感染的原因。

3.季节

适当的温度有助于血液循环及细胞的生长。而南方的夏季由于气候湿热、室内降温措施不利、患者汗液等分泌物增多、细菌繁殖快而污染切口等因素，导致感染增加。

4.术野皮肤的准备

手术患者进行手术区域备皮，使用备皮刀剃除毛发可造成皮肤损伤，导致微生物侵入，其手术部位感染率明显高于体毛剪除者。术前未很好沐浴也可增加患者发生手术部位感染的概率。

5.手术清除坏死组织不彻底

伤口内残留坏死组织、异物、缝线及血肿等，会成为细菌的培养基，或成为细菌的隐匿场所，导致细菌性污染物难以清除，对切口内组织的侵袭性增加，从而加大手术切口感染发生率。

6.手术缝合不良

手术缝合技术欠佳，切口引流不畅导致切口内存在积液、积血，增加感染机会。

7.其他

术前全身或局部存在的感染病灶未能控制，导致术后切口感染风险增加。

二、护理措施

（一）手术切口评估

正确评估手术切口，能尽早发现和处理切口感染，促进伤口愈合，缩短伤口治疗周期。

1.局部评估

（1）外观：观察切口缘对合是否整齐，上皮生长是否良好。

（2）缝合部位：切口是否有红、肿、热、痛等炎症迹象。无感染切口一般在炎症期后上述症状逐渐消失。

（3）触诊伤口：切口有无波动感，引流是否通畅。切口有波动感提示切口内可能有积血、积液或积脓。切口内血肿外观可见皮肤瘀青，能触摸到局限性包块，切口有出血或渗血时，外层敷料可见鲜红的血液或血凝块，提示切口有活动性出血。

（4）切口相关并发症：切口有无缝线反应、脂肪液化，并根据并发症情况选择扩创敞开切口引流或保护切口，依据切口渗液情况选择合适的敷料。

（5）引流管路及周围皮肤：引流管固定是否稳妥，管路周围皮肤有无红肿、浸渍，引流液颜色、质、量、气味是否正常。

2.全身评估

（1）体温波动：外科手术 48～72 小时出现术后吸收热，体温≤38.0 ℃不需要做特殊处理；超过72 小时，体温≥38.5 ℃，考虑术后伤口并发感染。患者可能会伴有乏力、嗜睡、不适等症状。

(2)实验室检查:手术切口感染时,血常规会有改变,如血白细胞总数、中性粒细胞占比增多等。

(二)手术切口护理

1.清洁切口护理

(1)清洗液的选择:切口无感染时,以保持切口的无菌和清洁为目标。用生理盐水清洗切口即可,覆盖外层敷料之前用无菌干纱布擦干伤口,擦拭的顺序由内向外,遵循无菌原则。

(2)适时拆除缝线:切口愈合良好时,应及时拆除缝线。缝线拆除时间根据切口所在人体的部位而定:血运丰富的部位拆线时间早,如头面部 5～7 天即可以拆线;肢体末梢血运循环差的部位拆线时间晚,如手指、足趾拆线时间一般在 12～14 天。关节活动部位、高龄患者拆线时间应相对延长。缝线拆除后,可用免缝胶带拉拢切口,减少切口张力,降低裂开机会。若切口愈合良好缝线未能及时拆除可引发缝线反应,针脚处出现红肿、渗液,也可能造成缝线切割皮肤,增加感染风险。

(3)引流管护理:引流管的主要作用是将伤口内的渗液、血液及脓液引流出来。护理引流管时要注意以下几点。①管路固定:一般引流管都会用缝线固定于皮肤上,应检查缝线是否有脱落。②观察引流管周围皮肤情况:如有皮肤红肿提示有感染存在,如有浸渍提示引流管对引流液收集不佳,或引流管堵塞、位置偏移等。③引流液颜色:不同的引流液颜色也给我们提供不同的信息。如鲜红不凝固引流液提示切口出血,清亮淡黄色引流液提示可能是血浆类渗液,绿色引流液提示可能是胆汁,淡红色引流液提示为切口内残留的渗液,具体为何种性质的引流液应结合患者的本身疾病和手术部位来判断。④引流管的拔除:大部分引流管的拔除指征是根据引流液的多少,引流管拔除过早可能导致伤口引流不够充分,拔除过晚形成窦道难以愈合。

(4)敷料的选择:无感染渗液量少的切口敷料选择相对单一,一般用透明薄膜敷料即可。如透明薄膜敷料不能有效管理渗液,可在切口上覆盖脂质水胶体或泡沫敷料,外层加盖纱布或棉垫包扎。

(5)出血:切口浅表的出血和手术及缝合技术不良有关,可以通过加压包扎止血。出血外渗时,可通过标记敷料渗血面积大小来观察。48～72 小时应能止血,如出血未停止,应联系医师进行二次手术。出血位置较深且量大时,切口外观可无改变,但患者可能会有早期休克症状(如低血压、心跳加速、皮肤湿冷等),此时尽快联系医师二次手术,取出切口中血肿,找到出血点结扎止血,血肿清除可避免切口感染。

2.感染切口护理

大部分手术切口都能在预计时间内拆线痊愈，小部分因为各种原因继发切口感染，在护理感染切口时除了参照清洁切口护理的方法外，还需注意以下问题。

(1)充分引流：感染切口一般都会有局部红肿、渗液增多、疼痛等不适，应选择在感染病灶处拆除缝线，将切口扩创，把感染性渗液排出体外。引流可分为被动引流和主动引流。①被动引流：主要起到吸附、导流、虹吸作用。如将切口内放置引流条，切口渗液吸附在引流条上将其引流出体外；也可在切口内放置引流管，渗液凭借大气压差，通过引流管被引流出体外。②主动引流：将引流管接于吸引装置，借助负压吸出切口内渗液。

(2)引流物的放置：引流物放置时要注意放置位置、松紧度、操作技巧等。①引流物一般都放置在切口的低位，促进充分引流。②引流物填塞过松易致引流外口缩小过快，影响切口观察、不利换药操作或致假性愈合；引流物填塞过紧影响切口血运，阻碍引流通畅。③填塞引流物时应先将其放置于引流腔隙最深处，而后逐步往外退出，让腔隙自内而外生长，避免遗留无效腔；填塞在腔隙内的引流物应有尾端外置，便于清点记录放置数目，避免遗漏形成阻碍愈合的异物。

(3)清创：感染切口处理时首先要移除导致感染的病因，如切口中的脓液、积血、异物、无效腔和坏死组织。彻底清创可以减少切口中细菌的负荷，便于观察切口，促进组织再生。清创方法既要简单又要安全，常用自溶性清创和外科机械清创，也可以两种方法交替使用联合清创。

(4)伤口的清洗：常用的清洗方法有擦拭法和冲洗法，清洁切口选用擦拭法即可完成切口护理。感染切口可能形态不规则，常伴有窦道、潜行或开口外小内大等情况，冲洗法则更适合。选用 20～50 mL 注射器连接 18～22 号针头进行冲洗，冲洗时的压力可将切口上的细菌、坏死组织移除，在进行窦道或开口较小的切口冲洗时，则采用 20～50 mL 注射器连接去针头的头皮针或 10～14 号吸痰管冲洗切口。操作中避免冲洗压力过高，高压冲洗可能损伤组织的抵抗力，使切口更易受到感染。另外，冲洗时应该用手将冲入切口中的液体轻轻挤压出来。每次冲洗结束时将冲洗管缓慢拉出，并做回抽动作，将切口中多余的液体抽吸出来，减少冲洗液的残留。

(5)敷料的选择。①炎症期：渗液量大，以引流通畅、抗感染为主要目的。促进引流的敷料可选择脂质水胶体、磺胺嘧啶银脂质水胶体、高渗盐敷料等。抗感染敷料可采用纳米晶体银、亲水纤维银、藻酸盐银、聚维酮碘软膏等。感染切口外层覆盖足够厚度的纱布或棉垫，根据渗液量确定敷料更换频率，一般每天或隔天更换敷料。不可选用密闭敷料，密封切口后会加重感染。②增生期：以控制渗液、促进切口生长为目标。常规使用藻酸盐、亲水纤维等敷料。当切口快速生长，肉芽组织为100%红色，渗液量少时，可直接用免缝胶带拉闭，外层敷料选用纱布或棉垫，感染控制后可将切口密封。更换敷料时间可相对延长，一般3～5天更换一次。③成熟期：主要是加快切口上皮化，可选用水胶体、泡沫敷料、薄膜类敷料。更换敷料每周1～2次。

(6)合理使用抗生素：切口感染应规范使用抗生素，迁延不愈的切口做细菌培养和药敏试验，为选择抗生素提供可靠的实验室检查依据。对感染铜绿假单胞菌、溶血性链球菌的患者必须进行全身药物治疗。

(三)健康指导

(1)加强患者术后营养。食物尽量做到多样化，多吃高蛋白、高热量、多维生素、低动物脂肪、易消化的食物及新鲜水果蔬菜。

(2)加强术后锻炼，促进血液循环，提高免疫力。

(3)做好自我保护，注意保暖，避免感冒。

(4)保持心情舒畅，利于切口愈合。

第三节　压　　疮

压疮是由于身体局部的组织长期受压、血液循环障碍，造成皮肤及皮下组织持续缺血、缺氧，营养不良而导致组织溃烂坏死。压疮一旦发生将给患者增加新的痛苦，加重病情，延长病程，若继发感染可导致严重败血症而危及患者的生命。

一、护理评估

(一)危险因素

压疮发生的原因复杂多样，一般可概括为以下两大类。

1.外源性因素

(1)力学因素：包括压力、摩擦力和剪切力。通常是由2～3种力联合作用所致。

(2)潮湿:汗液、尿液、大小便、伤口渗液及引流液等的浸渍、刺激,导致皮肤抵抗能力下降,局部皮肤易破损而发生压疮。

(3)石膏绷带、夹板使用不当:使用石膏绷带、夹板或牵引固定时,松紧不适宜,衬垫不当,致使局部血液循环不良,组织缺血坏死。

2.内源性因素

(1)老化:随年龄增长,皮肤变得松弛干燥,缺乏弹性、出现皱褶,皮下脂肪萎缩变薄,血流缓慢,对压迫的耐受力下降,而发生压疮。

(2)营养不良:老年人常因摄入及吸收不足、低蛋白血症、患慢性疾病、恶性肿瘤等原因出现消瘦、全身营养不良,造成皮下脂肪减少、肌萎缩,对压迫的缓冲力降低而发生压疮。

(3)感觉、运动功能减退:老年人常因年龄大,合并瘫痪、老年期痴呆、意识障碍及关节炎等,出现感觉、运动功能减退,对压迫的感受性和躲避能力降低,发生压疮。

压疮危险因素评分如下。

通过评分的方式,对患者发生压疮的危险性进行评估(表 1-1)。评分≤16 分时,易发生压疮;分数越低,发生压疮的危险性越高。

表 1-1 压疮危险因素评估表

评估项目	4 分	3 分	2 分	1 分
神志状态	清醒	淡漠	模糊	昏迷
营养状况	好	一般	差	极差
运动情况	运动自如	轻度受限	重度受限	运动障碍
活动情况	活动自如	扶助行走	依赖轮椅	卧床不起
排泄控制	能控制	尿失禁	大便失禁	两便失禁
循环	毛细血管再灌注迅速	毛细血管再灌注减慢	轻度水肿	中度至重度水肿
体温	36.6 ℃~37.2 ℃	37.2 ℃~37.7 ℃	37.7 ℃~38.3 ℃	38.3 ℃以上
使用药物	未使用镇静剂和类固醇	使用镇静剂	使用类固醇	使用镇静剂和类固醇

(二)健康史

仔细询问患者有无伴发与长期卧床相关的疾病或因素;平素的饮食营养状况、活动情况和精神状态;姿势、体位及其更换的频率和方法;居室的温湿度;衣被的面料和质地,皮肤及床单位的清洁度;护理用具的完好程度;家属对患者本人的关心照顾情况等。询问有无皮肤受损及其特点，如出现的时间、部位、病灶数目、创面大小、分期；有无寒战、发热、疼痛、意识模糊等伴随症状。

(三)身体状况

压疮一般仅表现局部症状和体征，严重者可因继发感染而出现发热、寒战、食欲缺乏、意识障碍、皮肤黏膜瘀点等全身反应。

压疮是老年护理过程中常见的问题之一，老年人压疮的特点如下。

1.比较隐蔽

老年人由于感觉及反应迟钝、痴呆等原因，使早期发现压疮相当困难。

2.易继发感染

老年人机体免疫力下降，压疮局部及其周围组织易继发感染，严重者可并发全身感染而危及生命。

3.全身反应不明显

老年人因感觉迟钝、身体虚弱及机体免疫力低下，即使继发全身感染时，中毒表现也常不典型、不明显，易贻误治疗时机。

4.愈合困难

老年人由于营养不良、皮肤老化、组织修复能力差、合并慢性病等原因，一旦发生压疮，很难愈合。

(四)辅助检查

根据压疮的局部及全身症状和体征选择相应检查方法，如可疑压疮合并感染时，可行创面和血液的细菌学培养及药敏试验。

(五)心理-社会状况

老年人发生压疮后，除增加了新的痛苦外，同时可因其创面难以愈合、分泌物产生的异味，出现焦虑、自卑自责、不愿与人交往、悲观、绝望、强化患者角色的被动性心理、情感和行为的改变。

二、常见护理诊断及医护合作性问题

(一)皮肤完整性受损

皮肤完整性受损与局部组织长期受压、营养不良等有关。

(二)潜在并发症

感染与局部组织破损、老年人机体抵抗力下降、营养不良等因素有关。

三、护理计划与实施

治疗和护理目标：消除产生压疮的因素，患者在住院期间能保持皮肤的完整性，未发生压疮或经过精心护理后压疮愈合未发生感染等并发症；患者及家属掌握预防压疮的有关知识与护理技能，能参与压疮的自我护理。压疮的发生可以预防，预防的关键是消除其发生的原因。护士需将预防压疮的有关知识与技能教给患者及其家属，使之配合护士加强对老年患者的护理，做到勤观察、勤翻身、勤按摩、勤整理、勤更换和营养好；同时应做好交接班工作，严格细致交接患者局部皮肤情况及护理措施落实情况；对已发生压疮的患者，应立即给予治疗和护理。其具体的护理措施如下。

（一）去除危险因素

如采取措施解除局部压迫，积极治疗原发病等。

（二）改善全身营养，促进压疮愈合

良好的营养是压疮愈合的重要条件。应加强老年人的营养，增加优质蛋白质和热能的摄入，纠正负氮平衡，补充富含维生素和微量元素的食物。遵医嘱使用药物，促进创面的愈合。对于水肿患者，应根据水肿的程度限制水、钠摄入。

（三）压疮局部的护理

1.淤血红肿期

此期护理原则是去除危险因素，加强预防，避免压疮继续发展。如增加翻身次数，防止局部继续受压、受潮；采用湿热敷、红外线照射等方法促进局部的血液循环。

2.炎性浸润期

此期护理原则是保护皮肤，预防感染。对未破的小水疱要减少摩擦，防破溃感染，促进水疱自行吸收；大水疱在不剪去表皮的情况下，用无菌注射器抽出疱内液体，涂以消毒液，用无菌敷料包扎，并可继续采用红外线照射。

3.溃疡期

此期护理原则是清洁创面，促进愈合。避免局部组织继续受压，保持创面清洁干燥，创面感染较轻者，用无菌生理盐水、0.02%呋喃西林、0.1%～0.3%依沙吖啶清洁创面，再用凡士林纱布及敷料包扎，1～2 天更换敷料一次；对于溃疡较深、引流不畅者，先清洁创面，去除坏死组织，用 3%过氧化氢溶液冲洗，防止厌氧菌的生长，促进愈合。感染的创面应每周采集分泌物做细菌培养及药敏试验，

按结果选用药物。另外，可用红外线灯照射或局部高压氧辅助治疗，达到促进创面愈合的目的。

(四)积极防治并发症

压疮若处理不及时或处理不当均可并发全身感染，引起败血症。护士应协助医师在全面提高老年患者抵抗力的基础上，正确处理创面，加强外源性感染的预防，密切观察压疮局部，动态监测生命体征的变化。一旦发生感染，遵医嘱给予抗生素治疗。

(五)健康指导

向患者、家属讲解有关压疮的发生、发展、预防及治疗、护理的一般知识，使老年患者及家属能积极参与自我护理。

四、护理评价

(1)是否有效地消除了产生压疮的因素，患者未发生压疮；或经过积极有效的处理，压疮愈合，患者感觉舒适，皮肤保持完好状态。

(2)患者及家属学会了预防压疮的相关知识和技能，并能参与压疮的自我护理。

第四节　药物外渗性溃疡

一、概述

静脉治疗是指将各种药物包括血液制品及血液，通过静脉注入血液循环的治疗方法，是临床应用非常广泛的治疗方法。伴随着静脉治疗的快速发展，静脉治疗的一些并发症也随之而来。药物外渗是指在静脉输液治疗的过程中，腐蚀性药物进入血管以外的周围组织。这些药物会对周围组织产生一定的损伤，使周围的组织发生红斑、肿胀甚至坏死。

外渗性溃疡发生的机制主要包括渗透压引起的损伤、循环不良引起继发性缺血、直接细胞毒损害、机械性压迫、感染。

(1)高渗透压损伤的机制主要为高渗透压使细胞内外渗透压平衡失衡导致细胞损害，严重的会发生组织坏死、溃疡形成。静脉输注钙制剂、钾制剂时，易造成渗透压性损伤。渗透压损害以新生儿、婴幼儿多见。

(2)循环不良继发性缺血多见于使用血管收缩剂的患者。血管收缩剂多用于抢救时静脉输入,此时,患者末梢循环往往处于衰竭状态,血管收缩剂的使用加重了局部血管收缩而导致局部缺血的加重,甚至局部皮肤溃疡和坏死。

(3)细胞毒性药物以化疗药物多见。化疗是肿瘤综合治疗非常重要的措施之一。化疗药物由于其酸碱度及细胞毒性对血管壁的损伤,以及多次穿刺对血管壁的损伤,易引起外渗。药物外渗后与组织细胞的 DNA、RNA 结合,或溶解破坏细胞膜,导致细胞坏死,引起局部组织肿痛、糜烂、坏死或溃疡。

(4)机械性压迫主要是由于较多的输液渗出到局部,造成局部肿胀,压迫神经、血管而形成溃疡。以新生儿及婴幼儿多见。

二、相关因素

静脉外渗损伤经常被认为是护理操作不当所致的,实际上,静脉外渗的发生与护理操作技术有一定的关系,但与所输注的药物、血管条件及输液持续的时间都有很大的关系。

(一)药物因素

药物的渗透压、浓度、pH 以及药物的细胞毒作用。化疗药物根据其对组织的损伤程度,将其分为发疱剂、非发疱剂和刺激性化疗药物。发疱剂是指外渗后引起局部皮肤水疱并可出现组织坏死的化疗药。如阿霉素、表柔比星、柔红霉素、吡柔比星、氮芥、长春新碱、长春碱、去甲长春碱、长春地辛、紫杉醇、紫杉特尔、伊立替康、米托蒽醌、丝裂霉素 C、放线菌素 D、新致癌菌素等。刺激性化疗药物指外渗后引起局部灼伤和轻度炎症,而不引起坏死的药物,常见的有卡莫司汀、奥沙利铂、达卡巴嗪、氟尿嘧啶、异环磷酰胺、依托泊苷、丙脒腙等。非发疱剂外渗后局部无明显刺激作用,常见有阿糖胞苷、吉西他滨、甲氨蝶呤、环磷酰胺、顺铂等。

(二)血管因素

长期输液患者由于血管反复穿刺,使血管壁受损,其血管脆性增大,弹性下降,管腔变细、变硬,当注射刺激性药物时,使管腔内压力增大,导致药物外渗。

(三)操作原因

(1)选择的输液方式不合理,如使用外周静脉输注高浓度、高渗透压或细胞毒性强的化疗药物等。

(2)穿刺时穿透血管或针头斜面未完全进入血管。

(3)穿刺时反复穿刺导致局部血管损伤。

(4)穿刺部位不合适,如在关节部位穿刺,患者关节活动后针头移出血管外或留置针软管与血管内膜的摩擦引起机械性损伤。

(四)使用时间

长时间使用同一条静脉通路,特别是外周静脉进行大量输液时,使血管内膜受损,通透性增大,导致药液外渗。

三、临床表现与分级

(一)临床表现

输液部位感觉异常,如发痒、疼痛感、烧灼感等;输液部位局部肿胀、发红、硬结,静脉可呈条索样改变。严重者局部组织坏死,形成溃疡。局部发生感染时可出现红肿疼痛加重,或伴有全身发热等全身感染征象。

(二)分级

美国国家癌症研究所将化疗药物外渗按严重程度分为 3 级。1 级:皮肤红斑、瘙痒;2 级:肿胀或疼痛,伴局部炎症或静脉炎;3 级:溃疡或坏死。

四、处理与预防

(一)护理评估

1.全身评估

患者有无基础疾病;营养状况如何,是否出现消瘦、恶病质;血液检查指标如电解质、血常规等,是否有贫血、低蛋白或白细胞计数升高或降低,需要清创的患者要特别注意白细胞计数、血小板计数及出凝血时间;生命体征,是否有发热、脉速等全身感染症状;精神心理状况及家庭社会支持系统。

2.局部评估

所输药物种类,输液部位及途径,外渗后当时的处理措施,伤口有无渗液及渗液的颜色、量及气味,有无潜行及窦道,疼痛程度、局部温度、周围的皮肤有无红肿等。

(二)输液外渗的预防

(1)合理选择输液方式。护理人员应根据患者输液量、输液治疗时间的长短、输入药物对血管的损伤等,为患者选择合理的输液方式。如连续使用发疱剂治疗、肠外营养、使用 pH <5或pH>9的灌注液、使用渗透压高于 600 mOsm/L 的药物时，不建议使用外周短导管进行输液，可选择中心静脉导管装置。

(2)提高护理人员穿刺技术，避免反复穿刺造成机械性损伤。

(3)提高护理人员专科护理知识。及时巡视患者，尽早发现药物外渗的表现，正确处理早期外渗，减轻患者损伤。输注化疗药物时，注射药物前后均用生理盐水或 5%葡萄糖溶液冲洗，确保化疗药物输注在血管内。

(4)做好患者宣教。讲解输液外渗的表现，嘱患者输液部位出现疼痛等感觉异常时，及时通知护理人员。

(三)输液外渗的处理

输液外渗的早期处理非常重要，对于输注化疗药物或血管活性药物较多的科室，应建立输液外渗处理流程，使护士在发现外渗后能及时有效地处理。

1.外渗或外漏征象

一旦发现外渗或外漏征象，所有经外周导管或中心血管通路的装置，都应立即停止输液，断开输液装置，应尽量抽出导管中及外渗的药液，并使用相应的拮抗剂，可从原静脉通路注入或局部皮下注入。外渗量较大时，可用粗针头针刺或小切口切开外渗部位，以达到促进药物流出及局部减压的作用。有报道血管活性药物多巴胺所致外渗，在外渗早期局部注射生理盐水稀释的酚妥拉明，效果良好，但缺乏大样本的研究和报道。

2.局部处理

在药物外渗的 48 小时内，应抬高患肢，促进血液回流与药物的吸收。冷敷可减轻紫杉醇、阿霉素、蒽环类抗肿瘤药物及氮芥外渗所致的局部疼痛感及烧灼感，降低局部损伤。可用冰袋间断冷敷局部 48 小时。热敷可用于植物生物碱类抗肿瘤药物的外渗，如长春酰胺、长春新碱等。蒽环类药物外渗禁用热敷。植物生物碱类药物外渗禁用冷敷。因此，在使用热敷或冷敷前，一定要先确定药物的种类。局部湿敷也是常用方法，可用于湿敷的药物有 50%葡萄糖液、25%硫酸镁溶液，也有报道用维生素 B_{12} 的高渗混合液、75%乙醇及中药等湿敷。

3.封闭治疗

常用肾上腺皮质激素稀释后局部注射。常用药物有氢化可的松 100～200 mg 或倍他米松4～8 mg，也可用地塞米松和利多卡因混合液，用生理盐水稀释后，在外渗局部皮下包围注射。

4.特异性解毒剂的使用

仍处于研究阶段。目前,美国食品药品监督管理局(FDA)核准盐酸右雷佐生静脉注射用于蒽环类药物外渗的处理。在发生蒽环类药物外渗时,可选择远离外渗区域(如对侧肢体的血管)的大静脉输注右雷佐生。欧洲肿瘤护理协会(ONS)建议用透明质酸酶处理植物生物碱外渗,可将透明质酸酶局部皮下注射到外渗区域。目前,我国尚没有公布化疗性发疱剂外渗的治疗准则。

5.外渗损伤所致溃疡的处理

外渗损伤所致溃疡的处理原则与一般溃疡伤口的处理原则一致,主要为保持伤口湿润,清除坏死组织,预防和处理伤口感染,必要时由外科医师手术切除治疗。清创期使用水凝胶等,使伤口湿润,促进自溶性清创,清创结束,促进创口肉芽生长,可使用藻酸盐敷料、泡沫敷料,也可使用生物活性敷料,缺损过大,关节肌腱等部位,可请烧伤整形科医师尽早介入。

(四)健康教育

(1)在进行化疗或刺激性药物治疗前,对患者进行相关并发症的教育十分重要,护患配合,更有利于及早发现药物外渗。

(2)一旦发生药物外渗性溃疡,易引起患者的不满与纠纷,要充分讲解药物外渗发生的原因,做好与家属的沟通,争取家属的理解和积极配合,保证治疗措施的顺利实施。

(3)饮食教育。化疗期间患者的食欲往往受到影响,指导患者多食高维生素、高蛋白、低脂肪、易消化的食物,多食新鲜蔬菜水果。

第五节　下肢静脉性溃疡

一、流行病学

下肢静脉性溃疡为下肢慢性静脉功能不全(chronic venous insufficiency, CVI)最严重和最难治的并发症,人群总发病率为0.4%~1.3%,约有45%患者的下肢静脉溃疡持续时间超过10年。下肢静脉曲张、静脉性溃疡和溃疡复发的发病率分别为20.0%、0.5%~3.0%和67.0%。国际静脉学联盟世界大会(International Union of Phlebology, UIP)组织的迄今为止静脉领域最大规模的流行病学调查显示，在50岁左右的下肢不适人群中，慢性静脉疾病的发生率为63.9%。在中国，下肢静脉疾病的患病率为8.89%，即近1亿患者，每年新发病率为0.5%～3.0%，其中静脉性溃疡占1.5%。在西方国家中约有1%的人有静脉淤血性疾病，是发展成为静脉溃疡的高危人群。静脉溃疡形成的男女比例为1∶3。

二、发病机制与病理生理

(一)发病机制

1.动静脉瘘学说

动静脉瘘学说是最早的静脉性溃疡形成的微循环理论。该理论认为微动静脉瘘导致血管通透性增加，影响组织营养，阻断了皮肤血流产生缺氧，以及继发细胞坏死，但不被现代资料支持。

2.静脉血流淤滞学说

Homans提出，该理论认为淤滞的血流在曲张、膨胀的血管中停滞，造成皮肤的相对封闭，使组织产生缺氧和细胞坏死。

3.纤维蛋白袖口学说

Burnand等首先提出。

(二)病理生理

1.下肢静脉高压

下肢静脉高压是慢性静脉性疾病主要病理生理改变，下肢静脉性溃疡是静脉高压终末期的结果。静脉高压对下肢组织的病理改变是整体的，包括神经、骨骼、肌肉、结缔组织在内。对静脉性溃疡的病理顺序，现代研究认为是：静脉高压→血红细胞和蛋白外渗至皮内→降解产物化学诱发剂形成→释放胞质和生长因子→皮肤坏死和溃疡形成。

2.静脉反流

静脉反流是慢性静脉功能不全，也是静脉性溃疡最常见的机制。当下肢静脉高压时，深静脉血流就会通过功能不全的交通静脉逆流进入浅静脉，引起小腿浅静脉曲张、淤血，组织缺氧，导致相应的皮肤营养障碍性改变，同时不可避免地继发、加重静脉穿支瓣膜不全，造成由深到浅的高压静脉反流。

3.深浅交通支静脉瓣膜功能不全

持续的静脉高压由于血流阻力增高引起静脉功能不全，可导致局部代谢障碍，初期只是足部及踝部肿胀，但若不及时治疗，则会因高静脉压而致瓣膜损坏加剧，使整个小腿肿胀，而致组织缺氧是引起静脉性溃疡的主要原因。

4.腓肠肌泵功能不全

腓肠肌泵功能受小腿肌肉收缩力、前负荷及后负荷影响。毛细血管床的损害使腓肠肌泵功能减退。当患者因疾病的关系，下肢肌肉失去活动能力，会对静脉回流造成阻碍。静脉功能不全与腓肠肌泵功能衰退并存时静脉性溃疡发生率明显增高，肌泵功能衰退与溃疡的严重程度直接有关，溃疡的愈合与肌泵功能改善有关。腓肠肌的肌泵功能不全使下肢静脉压升高，交通静脉瓣膜破坏，浅静脉曲张肢体淤血，最终因为缺氧发生静脉溃疡。

5.血流动力学改变

高压性血液反流和腓肠肌泵衰竭是下肢静脉溃疡的主要原因，孤立浅静脉瓣膜不全也可造成静脉溃疡，但静脉溃疡多为静脉瓣膜功能不全的结果。

三、病因与高危因素

（一）血管病变

静脉功能不全、血管炎、系统性红斑狼疮、风湿性坏疽等。

（二）淋巴系统病变

淋巴管的病变、淋巴癌等。

（三）血液系统病变

先天性血液凝固异常、白血病等。

（四）感染

梅毒、蜂窝织炎、各种慢性感染等。

（五）创伤变态反应

昆虫蜇伤、接触性皮炎等。

（六）新陈代谢紊乱

糖尿病、营养失调、维生素缺乏、贫血等。

（七）基底细胞癌

皮肤癌等。

（八）其他高危因素

高龄、肥胖、孕产、腿部外伤、药物中毒、下肢末梢肌肉功能不良、自体免疫疾病、遗传、气候因素、从事长时间站立工作等。

四、临床表现

(一)水肿

可以是最早出现的症状,以踝部与小腿最明显,通常不累及足,抬高可减轻或完全消退。在皮下组织出现纤维性改变或炎症后,水肿可表现为非压凹性水肿。

(二)浅静脉扩张或曲张

浅静脉扩张或曲张是最常见的症状,主要为大隐静脉及其属支的曲张性病变,初发部位多见于小腿内侧,可以伴有内踝区小静脉扩张、隆起、迂曲。久站或月经期曲张静脉更为明显,妊娠期可加重。病情进展可累及整个隐静脉系统。

(三)疼痛

常见的症状,常分为间歇性疼痛、体位性疼痛、持续性疼痛 3 类。

1.间歇性疼痛

间歇性疼痛是指静脉功能不全时,步行时可以出现的小腿疼痛,迫使患者止步,休息片刻后疼痛缓解,表现为沉重、乏力、胀痛、钝痛、痉挛痛或锐痛。

2.体位性疼痛

患肢下垂会因淤血加重而诱发或加重胀痛,抬高患肢或压力治疗后疼痛缓解。

3.持续性静息痛

有持续性胀痛,伴有肢体肿胀及静脉曲张等,抬高患肢可减轻症状,静脉性溃疡周围炎及活动性溃疡,因激惹邻近感觉神经而引起持续性疼痛。

(四)小腿下段皮肤营养障碍性改变

1.皮肤脂质硬皮病

多发于足靴区,尤其是踝部内侧,其次是外踝和足背区,严重时可波及小腿下段甚至整个小腿。

2.白色萎缩

由毛细血管供血障碍使局部皮色苍白,通常见于溃疡愈合后的区域,周围皮肤则有明显的色素沉着及扩张的毛细血管。

3.湿疹

局部皮肤变薄、干燥。

4.静脉性溃疡

溃疡80%位于小腿下1/3内侧足踝区(又称足靴区)且较难愈合。初期溃疡浅,类圆形,单个或多个,大小各异,经久不愈或是很快复发,少数甚至发生癌变,溃疡表面大量黄色坏死组织或暗红色肉芽组织,底部常为湿润的肉芽组织覆盖,呈现粉红色易出血,溃疡面渗出多,边界不清,周围皮肤色素沉着伴硬皮样改变,溃疡愈合缓慢易复发。

(五)皮肤温度和色泽改变

正常皮肤温暖,呈淡红色,出现皮色暗红,伴有皮温轻度升高,是静脉淤血的征象。

五、诊断与鉴别诊断

(一)病史询问和体检

1.病史询问

临床上可以根据病史、体格检查和辅助检查获得初步诊断,并通过局部组织活检,结合临床表现作出正确的判断。

2.鉴别诊断

要与动脉供血不足、创伤性溃疡、糖尿病性溃疡、恶性肿瘤、风湿性溃疡、神经性溃疡、感染、血管炎、血液病性溃疡、凝血异常性溃疡、药物反应性溃疡等相鉴别。

3.辅助检查

持续发生6个月以上的下肢静脉曲张,需要检测下肢静脉功能和小腿腓肠肌功能。如浅静脉、交通静脉、深静脉的瓣膜功能试验,可用于了解静脉功能,但具一定的主观性。

(1)浅静脉瓣膜功能试验:患者仰卧,抬高患肢,使曲张静脉排空,在腹股沟下方扎止血带压迫大隐静脉,让患者站立,30秒后放开止血带,10秒钟内观察大隐静脉的充盈情况。在放开止血带前,大隐静脉萎瘪,当放开止血带后,大隐静脉立即自上而下充盈,则表示大隐静脉瓣膜关闭不全,而大隐静脉与深静脉之间的交通支静脉瓣膜功能正常。在放开止血带前,大隐静脉已部分充盈曲张,当放开止血带后,充盈曲张更为明显,则表示大隐静脉瓣膜与深静脉间的交通支静脉瓣膜功能均不全;在放开止血带前,大隐静脉即有充盈曲张,当放开止血带后,大隐静脉充盈曲张并未加重,则表示大隐静脉与深静脉间的交通支静脉瓣膜功能不全,而大隐静脉瓣膜功能正常。同样原理,在腘窝处扎止血带后观察可检测小隐静脉瓣膜功能。

(2)交通静脉瓣膜功能试验:患者仰卧,抬高下肢,使充盈浅静脉空虚,于腹股沟下方扎止血带,先从足趾向上至腘窝处缠第一根弹性绷带,再自止血带处向下缠第二根弹性绷带。患者站立,一边向下解开第一根弹性绷带,一边向下继续缠第二根弹性绷带,如果在二根绷带之间的间隙内出现曲张静脉,即意味着该处有功能不全的交通静脉。

(3)深静脉通畅试验(又称踢腿试验):患者站立,用止血带在腹股沟下方压迫大隐静脉,待静脉充盈后,患者迅速用力踢腿或下蹬 10～20 次,以促进下肢血液从深静脉系统回流,如充盈的曲张静脉迅速消失或明显减轻,且无下肢坠胀感时,即表示深层静脉通畅且交通支静脉完好。反之,则有可能深层静脉栓塞。

(二)彩色多普勒超声检查

了解静脉内有无阻塞或反流,观察静脉瓣膜的功能,提供可靠的诊断依据。

(三)体积描记检测

如空气体积描记和光电体积描记,不仅可提示静脉阻塞的存在和阻塞的严重程度,还可测量浅表侧支循环建立的程度,便于评价静脉再通、侧支循环和深静脉反流的发生率。

(四)动态静脉压

动态静脉压是评价静脉高压的最好方法,指行走时静脉内的压力。由于行走时腓肠肌泵的作用,静脉压常低至 0～2.7 kPa(0～20 mmHg)。

静息时的压力(P_0)和 10 次抬脚跟运动末的压力(P_{00}),两个压力差(P_0-P_{00}),以及再充盈时间是最有用的指标。

(五)放射性核素扫描

主要用于外周静脉检查和肺扫描,以诊断深静脉血栓及肺栓塞。

(六)CT 静脉造影(CTC)和磁共振静脉造影(MRV)

主要用于下肢静脉功能不全和先天性静脉疾病的诊断。

(七)静脉造影

下肢静脉造影术(包括顺行和逆行静脉造影)是了解下肢深静脉通畅情况和瓣膜功能最可靠的“金标准”但作为有创性检查,可重复性差。根据造影剂反流的情况将下肢静脉瓣膜功能不全分为 5 级:造影剂无反流或受阻于股浅静脉第 1 对瓣膜以上者为 0 级,反流至大腿中段为 1 级,至膝关节为 2 级,至膝以下为

3 级，反流至踝关节为 4 级。

(八)*D*-二聚体检测

D-二聚体是混合性纤维蛋白被第Ⅷ因子作用时所产生的降解产物，已被证明适用于评价可疑的深静脉血栓患者。*D*-二聚体水平正常时，基本可排除深静脉血栓，其阴性预测值可达 97%。

六、治疗与预防

(一)治疗目标

下肢静脉性溃疡治疗的主要目标是应用规范治疗，解除静脉回流障碍和静脉高压问题。对患有严重下肢静脉性溃疡的患者，在治疗全身疾病的同时需要对伤口进行长期的专业护理。以促进伤口愈合、降低伤口疼痛、增加患者活动能力。次要目标是预防溃疡复发，改善患者生活质量。

(二)治疗原则

首先要治疗原发病、控制静脉压，下肢静脉性溃疡主要是由慢性静脉疾病引起的，因此纠正病因，应以保守的压力治疗为主。从长远考虑，如何控制静脉压升高才是治疗的关键。其次，采取综合的治疗手段促进溃疡愈合、预防复发。最后，根据现有医疗条件对静脉溃疡患者全面检查，排除合并的神经与动脉疾病，对单纯的浅静脉和(或)伴有交通静脉功能不全的患者采用外科手术治疗，避免溃疡的复发。

(三)治疗策略

根据下肢静脉性溃疡形成的病因，首选保守治疗，包括压力治疗。血流动力学研究证明下肢静脉的压力从下而上是递减的，所以最有效的压力应该是在下肢远端到近端压力逐渐减弱，形成阶梯性的压力，特别需要避免某一个部位的压力过大，以免造成区域压力的不平衡，产生止血带效应，影响血液循环。压力治疗可以抑制皮肤浅静脉膨胀，降低脉管容积借以弥补静脉瓣的功能不全。压力治疗还可以协同小腿腓肠肌泵功能，降低静脉张力，促进下肢血液回流，减轻下肢水肿。第二为溃疡伤口的正确处理，控制伤口感染和保持湿润环境，在治疗全身疾病的同时需要对伤口进行长期的专业护理。第三手术治疗。第四是其他治疗方法。

1.压力治疗的方式

包括穿弹力性绷带、弹力袜、非弹力性绷带，间歇性气体力学压力治疗等。

(1)弹力绷带。①单层加压绷带:对于小伤口、局部水肿或需要经常更换敷料的患者非常有效。需要执行分层加压的技术。下床活动患者应 6 小时重新评估及固定。②多层加压绷带:对于不需要经常更换敷料且有水肿的患者建议使用,可以提供约 1 周的持续压力治疗,一般建议治疗应用四层加压绷带,从足踝远心端朝近心端,用约 5.3 kPa(40 mmHg)的压力治疗慢性静脉高压。③持续加压泵:主要治疗淋巴水肿。其他传统方法仍无法有效缓解腿部水肿者,可使用此种绷带,其优点是可长时间使用直到伤口愈合为止。治疗方式为 1～2 小时,2 次/天或 3 次/天。④弹性加压绷带:类似长张力性,内含弹性纤维,可以拉长及回弹,提供患者下床时血流的支持。较难维持持续固定不变的压力。通常运用在足跟到膝盖下。⑤无弹性绷带:类似短张力性,不含弹性纤维,只能稍微地拉长及回弹。其功能通常抵抗走路时膨胀的腓肠肌。患者躺下休息时协调使用。

(2)间歇性充气压力泵治疗仪:间歇性充气压力泵治疗仪的原理是利用数个独立的气袋,按照从下至上的顺序逐次充气对下肢加压,促使大部分静脉血或淋巴液向深静脉回流。每次使用 10～30 分钟,2 次/天。

(3)压力袜:压力袜可以帮助静脉血液回流至心脏,但困难于穿着,故多用于溃疡痊愈后,用以减低静脉高血压及防止溃疡复发。

英式标准的压力袜可以分为三级。①class Ⅰ:提供 1.9～2.3 kPa(14～17 mmHg)压力,适合于轻微或早期的静脉曲张患者,容易穿着但只提供轻微压力,不足以抵挡静脉性高血压。②class Ⅱ:提供 2.4～3.2 kPa(18～24 mmHg)压力,适合于中度或严重的静脉曲张、深静脉栓塞,可做治疗及预防静脉性溃疡复发。③class Ⅲ:提供 3.3～4.7 kPa(25～35 mmHg)压力,适合于慢性严重静脉性高血压、严重静脉曲张、淋巴液水肿,可做治疗及预防静脉性溃疡复发。

作用:减低静脉高压,促进血液回流至心脏;减少下肢水肿;帮助静脉溃疡愈合,防止复发;在静脉曲张患者,可防止静脉溃疡形成;防止深静脉血栓形成;减轻淋巴液下肢水肿症状。

禁忌证:动脉血管性病变,如 ABI＜0.8 谨慎使用压力治疗,ABI＜0.5 禁忌使用压力治疗。下肢严重水肿;心脏病患者;糖尿病或风湿性关节炎患者禁用。

使用压力袜时患者的评估:因有静脉高压,需要长期穿着压力袜来防止静脉溃疡形成或复发,但压力袜并不能治疗其静脉高血压。下肢若有严重水肿,应先用压力绷带,待水肿减退后才穿压力袜。皮肤若有皮炎、湿疹等,应先治疗。下肢若感觉迟钝,可能患者不知道是否过紧,应教育其观察足趾温度及颜色改变。观察下肢及足部是否有畸形异常。评估患者的手部活动能力,因穿压力袜需要特别技巧。

2.压力治疗注意事项

正确使用弹性绷带(袜)是下肢静脉性溃疡非手术治疗的重要保证。一般要求弹性袜从足部套到膝下,清晨起床就应穿上,睡前脱。如能根据溃疡的严重程度选择不同弹性梯度的弹性袜,则更为合理和有效。在使用弹力绷带(袜)时应防止压力过高引起下肢缺血,一般要求患者肱-踝指数 ABI>0.8。如果没有外周动脉疾病,推荐采取Ⅲ级水平压力治疗:采用三层法、四层法等多层弹力绷带进行压力治疗。

(四)局部伤口治疗

1.非手术治疗路线图

此处不做详细介绍,重点介绍手术治疗。

2.手术治疗

(1)浅静脉功能不全的治疗方法。①静脉剥脱(stripping)手术。②静脉曲张切除术。③静脉硬化疗法。④其他方法:近年以欧洲和美洲国家为中心,开始将导管技术与高频波烧灼和激光照射技术相结合,形成微创大隐静脉闭塞的血管内治疗方法和腔内治疗技术。

(2)深静脉功能不全的治疗方法:①瓣膜成形术。②静脉剥脱术。③瓣膜移植手术。

(3)交通静脉功能不全的治疗方法。①直接切开结扎法。②Linton 法。③内镜筋膜下交通静脉结扎术。

(五)预防

溃疡治愈后仍需要继续压力治疗,这是预防静脉溃疡复发最基本的措施。研究表明,43%溃疡复发的患者是由不正常治疗或停止使用弹力袜所致,所以加强溃疡患者治疗方面的教育十分必要。医师应定期随访,增强患者使用压力治疗的信心,并推荐简单的物理疗法,如患肢抬高,鼓励患者进行适当的体育活动。药物辅助治疗如口服静脉活性药物等。静脉功能评估可以发现更适合外科治疗的静脉溃疡。

七、护理措施

(一)评估

1.全身综合性的评估

(1)一般情况评估:患者的年龄、性别;是否从事长时间站立、久坐或重体力工作;活动性、下肢活动能力;有无穿着紧束鞋袜。

(2)病因及相关因素评估:妊娠、长期慢性咳嗽、习惯性便秘等腹内压增高的因素;下肢深静脉血栓、布加综合征;是否外科手术、患内科疾病等。

(3)病史评估:溃疡发生及持续的时间、发展过程及治疗经过,静脉手术史,弹力袜使用过程及时间等。

(4)营养状况评估:营养不良及其程度、过度肥胖等。

(5)合并症评估:合并糖尿病、自身免疫性疾病、恶性肿瘤等疾病。

(6)全身用药情况评估:接受放化疗、使用免疫抑制剂、细胞毒性药物、类固醇皮质激素、非甾体抗炎药,全身使用抗生素等。

(7)疼痛的评估:疼痛发生的时间特点、强度(疼痛分级)、持续时间及缓解方式。

(8)知识水平评估:对于静脉性溃疡的形成及预防知识的掌握。

2.局部的评估

伤口评估:不同伤口有其不同的特性,需评估溃疡的部位、大小(长、宽、深)、基底颜色、渗液的色、质及量、气味、溃疡边缘的状况、溃疡周围皮肤及动脉供血情况等。

3.心理-社会状态的评估

(1)心理:心理紧张会影响人体免疫系统的功能,影响组织的修复功能。可选用心理测试量表评估患者的心理状态,了解患者的适应能力、经济能力、家庭支持、社交活动、个人卫生、运动量、酒瘾、烟瘾、药物瘾等。采取有针对性的心理干预措施。

(2)社会支持系统评估:患者的活动能力、社会经济地位、主要照顾者、照顾能力等。

(二)伤口护理

1.环境及用物的准备

环境温度适宜,冬天应特别注意。

2.去除敷料,暴露伤口

污染的敷料不应立即弃去,应评估敷料浸湿的范围、颜色及味道。

3.清创

(1)目的:去除坏死组织、细菌及异物,清洁伤口,促进肉芽组织生长。

(2)方法:根据伤口的深度、颜色、坏死程度选择清创方法。清创前应首先冲洗伤口,清洁伤口周围皮肤。冲洗液常选择生理盐水。应注意冲洗液的温度(一般略低于体温)，冬天可将冲洗液加热后使用。建议使用 20 mL 注射器连接针头直接冲洗伤口，以达到一定的冲洗压力。伤口床的处理目前主张采用损伤小的自溶清创或酶学清创。值得注意的是，机械性清创会增加患者的疼痛感，可适当使用镇痛药物，或给予利多卡因局部浸润，以减轻疼痛。

4.渗液处理

(1)压力绷带可以减少渗液量，促进静脉血液回流至心脏，减轻水肿，因此为常用方法。

(2)负压疗法可处理大量渗液，并可促进肉芽组织生长，可用于静脉溃疡治疗。

5.敷料的选择

根据伤口愈合分期、伤口渗液量的多少、是否存在感染及感染程度，选择相应的敷料。选择敷料时必须依据伤口的特点(清洁与否)、伤口周围皮肤情况(是否被浸渍)、渗出物多少、溃疡深度、治疗费用、气味及患者合作与否，选择合适的敷料。

(三)常见并发症及处理

溃疡破裂出血，外力可使溃疡及溃疡周围静脉曲张团块破裂出血，由于静脉内压力较高，静脉壁缺乏弹性，因此出血很难自行停止，需抬高患肢，并以弹力绷带压迫止血，必要时缝合止血。

(四)伤口处理重点及难点

(1)溃疡周围皮肤的处理是静脉性溃疡处理的难点，亦是重点。

(2)下肢静脉溃疡患者常下肢水肿，皮肤薄弱，且多伴有皮肤湿疹或脂溢性皮炎，皮肤瘙痒明显。如果患者不停地抓挠可破坏皮肤完整性，形成新的溃疡。

(3)使用有黏边的敷料及胶布时可能出现变态反应，去除胶布和敷料时也易导致皮肤完整性受损。应尽量减少胶布和有黏边敷料的使用，可用纱布绷带固定。

(五)建立持续护理计划

患者必须接受长期的压力治疗、持续护理追踪、了解疾病过程及预防创伤、患者教育(如走路及运动、抬高下肢、戒烟等)，并在复发前早期接受处置。久站或是久坐时，常引起静脉曲张或静脉栓塞而进一步引发静脉溃疡，如果忽视这些伤口，可能会造成细菌感染或更严重的蜂窝织炎，甚至截肢。虽然听起来很可怕，但是静脉溃疡在早期的时候有很多征象(如红肿、疼痛、足部冰凉)，如果能够早期做预防，如穿弹力袜、减轻体重，并定期检查自己的脚部是否有静脉曲张及疼痛的情形，早期的就医与治疗，可以降低静脉溃疡带来后续的并发症与医疗费用。

第六节 坏疽性脓皮病

一、概述

坏疽性脓皮病是一种慢性、复发性、坏死性、溃疡性、瘢痕性、疼痛性皮肤病，属于嗜中性皮肤病，常与炎症性肠病、关节病、血液病等并发。

二、病因

该病病因不完全清楚，一般认为与免疫学异常有关，主要是细胞免疫和体液免疫失调伴中性粒细胞功能异常。有人证实，坏疽性脓皮病患者对二硝基氯苯(DNCB)、念珠菌素和链激酶延迟反应有缺陷。

该病可伴有溃疡性结肠炎、类风湿关节炎等自身免疫疾病，血清中 γ 球蛋白水平常增高，皮损活动病变免疫荧光检查，真皮小血管壁可有 IgM 和 C_3 沉积，细胞免疫功能减低，结核菌素、念珠菌素、DNCB 等皮试反应低下。这可以解释当单核巨噬细胞系统功能极度低下，当有微小的损伤或伤害时，即可出现皮损。皮肤外伤常为该病的诱发因素，这一超敏反应尤其在疾病急性期和接近皮损处最强烈。此现象可能是属于阿蒂斯反应或施瓦茨曼反应，患者中性粒细胞趋化功能伴有异常，主要表现为中性粒细胞吞噬功能降低，已证实在豚鼠皮肤中有一种能引起皮肤坏死的血清皮肤坏死因子，但其特异性不明。

坏疽性脓皮病的组织病理并无特异性改变，多表现为无菌性脓肿，其中静脉和毛细血管血栓形成、出血、坏死和肥大细胞浸润。凝结是一个重要的表现。在活动边缘表现淋巴细胞性血管炎，提示血管内皮是一个早期的靶器官。早期坏疽性脓皮病的皮损与白塞综合征、中性粒细胞性皮炎相仿。与白细胞破碎性血管炎也有部分相似。浸润细胞中存在较多的多形核白细胞，也有上皮细胞和巨细胞，特别是在慢性病例中，单核细胞显著，甚至有上皮瘤样增生。病理检查可排除阿米巴病和深部真菌感染。

三、临床表现

坏疽性脓皮病的皮损可累及全身，主要累及小腿、大腿、臀部和面部。唇和口腔黏膜，甚至眼睑和结膜可出现脓疱和侵蚀性水疱。原发皮损因累及深度不同，表现如下。

（一）触痛性的结节红斑

初为红色，以后中央变蓝色，最终形成溃疡。

（二）水疱、脓疱

一个或多个水疱、脓疱，类似痤疮、毛囊炎、一过性棘层松解性疾病或疱疹样皮炎等。两种皮损可同时出现，也可互相转变。皮损可发生于正常皮肤或原有皮肤病的部位。

原发皮损逐渐水肿，并迅速形成溃疡，境界清楚，边缘淡蓝色，常增厚隆起，有时呈高低不平和潜行破坏，中央溃疡基底呈红色，深浅不一，像火山口，表面附有恶臭的黄绿色脓液，溃疡周围早期绕有红晕。因皮肤和皮下组织毛细血管-静脉血栓形成，皮损不断向四周呈离心性扩大。溃疡大小不等，小如黄豆，大者直径可至 10 cm 或更大。数目较多，最多可达百余个。皮损多伴有疼痛，也有患者可长期不痛。部分病例可自愈，愈后留下萎缩性筛状瘢痕。常不伴淋巴结或淋巴管病变。

真皮深部型或大疱型也较多见，此型皮损多为单发，并伴有其他症状。出血性大疱型通常为大疱，较表浅，伴疼痛，疱液可达 0.5 L 以上，此型常与急性白血病和其他髓性增生性疾病有关，但也有 15％的病例无此相关疾病。个别病例有白塞综合征的表现，如口腔-生殖器溃疡或浅表性血栓性静脉炎。

非典型病例与暴发性紫癜、中性粒细胞性皮病、结节性红斑或结节性血管炎相似。

在病情活动时常伴有毒血症状和长期发热等全身症状，约 40％的患者于外伤处可诱发皮损，如注射部位、活检或手术部位等。这些全身症状迅速消退依赖于皮质激素的应用，体温可在24 小时内降至正常。

坏疽性脓皮症溃疡常反复发作，可持续数年，但患者一般情况尚好。约半数病例伴有内脏疾病。因此，有学者认为该病是系统性疾病的皮肤表现，最常见的伴随疾病为溃疡性结肠炎，也可伴随类风湿关节炎和系统性红斑狼疮等结缔组织病，也可伴随血液病，如多发性骨髓瘤、急性或慢性髓细胞性白血病、骨髓增生性疾病、单克隆性丙种球蛋白病等，还可伴随慢性活动性肝炎和糖尿病等。伴发溃疡性结肠炎，结肠炎或与皮损同时出现或在其后出现。另外，该病还与许多有关节炎表现的疾病有关，如白塞综合征等。

四、诊断与鉴别诊断

(一)诊断

诊断主要依赖临床表现。根据原发疹为丘脓疱或结节，迅速形成潜行性溃疡，脓培养阴性，剧烈疼痛，伴发热等全身症状，应考虑该病。组织病理对该病无诊断意义。需与其他原因引起的溃疡性疾病如皮肤结核、深部真菌病、晚期梅毒、非典型性分枝杆菌感染、增殖性脓皮病等鉴别。同时应进行全身性检查，以明确是否伴有潜在性内在疾病。

(二)鉴别诊断

坏疽性脓皮病需与以下疾病相鉴别。

1.白塞综合征

起病突然，脓疱成分为淋巴细胞，无溃疡，皮损愈后无瘢痕。

2.术后进行性坏疽

多见于胸部或腹部，常是单个损害，可从皮损中分离出微需氧的链球菌，对抗生素敏感。

3.梅勒尼坏疽

潜行性溃疡与该病相似，但现今由梭状芽孢杆菌引起的感染并不常见。

4.韦氏肉芽肿

除皮损之外，容易侵犯呼吸道、累及肾脏，实验室检查抗中性粒细胞胞浆抗体(ANCA)阳性，组织病理检查可见肉芽肿形成。

5.暴发性紫癜

皮损分布较广泛，进展较快。

6.结节性动脉周围炎

多发性皮下结节沿脉管走向分布，可发生破溃，该病容易侵犯心血管系统而表现为高血压、心动过速，也容易引起肝大、腹痛、肾功能不全等全身脏器侵犯的表现，病理可见真皮与皮下交界处的中小动脉血管炎症、闭塞与坏死，以及周围组织的缺血性坏死。

五、治疗与护理

(一)治疗

1.支持、对症治疗

增强营养，改善患者的全身状况；积极治疗原发性内在疾病；避免皮肤损伤及创伤性操作;切忌摄入碘化钾以防病情加重。

2.药物治疗

(1)糖皮质激素:病情较重的急性病例宜用糖皮质激素治疗。泼尼松口服,多数患者有显著疗效。当常规剂量治疗无效时,可考虑甲泼尼龙冲击疗法,待病情控制后,改为泼尼松维持治疗。当糖皮质激素治疗无效或出现严重不良反应及不能耐受者考虑使用免疫抑制剂。

(2)柳氮磺胺吡啶:适用于伴活动性肠病的患者。

(3)氨苯砜:适用于慢性、顽固性病例。

(4)沙利度胺:晚间一次顿服,病情控制后,逐渐减至维持剂量。

(5)抗生素:伴细菌感染者,可试用抗生素,如四环素类药物,具有抗炎及抗感染作用。

(6)其他:雷公藤制剂、利福平、转移因子、胸腺肽等均有报道用于治疗该病。

3.特殊治疗

包括大剂量静脉输注丙种球蛋白、血浆置换、高压氧疗法等。适用其他方法无效的患者。

4.局部治疗

目的在于清洁创面、预防继发感染、促进溃疡愈合。

5.手术治疗

由于手术可诱发该病,原则上不采用。但如溃疡底部有较多坏死组织,可行手术清除病灶处坏死组织,以保持局部的清洁。当皮损被有效控制后,可立即进行植皮手术,修复创面。

(二)护理

1.伤口护理

(1)疼痛控制:多数患者疼痛明显,伤口较大者,疼痛更甚,处理伤口更换敷料前应先有效控制疼痛。

(2)初期感染比较明显时,可用碘溶液清洗后再用生理盐水清洗;若感染症状不明显,使用生理盐水清洗即可。

(3)敷料选择的原则为吸收渗液,控制感染。根据伤口的具体情况选择。

(4)清创可能使伤口进一步扩展,宜谨慎进行。

(5)伤口处理进展不明显时,宜及时转入皮肤科治疗原发疾病。

2.其他护理

(1)伴发其他脏器损伤时,宜尽早转入专科治疗。

(2)累及腿部,疼痛明显导致活动减少,应协助患者定时转变体位,或使用必要的减压产品,防止压力性损伤形成。

(3)累及颜面部常引起明显的形象改变,患者心理压力较大,应重点关注,适当疏导。

六、并发症

常伴发系统性疾病如溃疡性结肠炎、克罗恩病、急性粒细胞性白血病、多发性骨髓瘤、淋巴瘤、慢性活动性肝炎、糖尿病、结缔组织病等,因此对该病应仔细全面检查,及时发现全身潜在性疾病。

第七节 坏死性筋膜炎

一、概述

坏死性筋膜炎是一种罕见的潜在威胁生命的进行性感染性疾病。它累及的范围包括皮下组织、表浅及深层筋膜,以广泛而迅速的皮下组织和筋膜坏死为特征的软组织感染,常伴有全身中毒性休克。它最早由一位名为 Joseph Jones 的军队外科医师所描述。

二、病因

坏死性筋膜炎是多种细菌的混合感染,其中主要是化脓性链球菌和金黄色葡萄球菌等需氧菌。该病感染只损害皮下组织和筋膜,以广泛组织麻木和坏疽为特点,但不累及感染部位的肌肉组织。常伴有全身和局部组织的免疫功能损害,如继发于擦伤、挫伤、昆虫叮咬等皮肤轻度损伤后,空腔脏器手术后,肛周脓肿引流、拔牙、腹腔镜操作后,甚至是注射(多在注射毒品)后均可发生。长期使用类固醇皮质激素和免疫抑制剂者好发该病。根据病情,坏死性筋膜炎可分为以下两种类型。

第一种类型为致病菌通过创伤或原发病灶扩散,使病情突然恶化,软组织迅速坏死。可由单一菌株感染,主要由 A 型链球菌(化脓性链球菌)或混合金黄色葡萄球菌引致。此类感染主要发生于身体健康的人群,多发生于四肢。也可由弧菌感染引致,此种细菌多生长于海水环境中,故而感染者多因为受损皮肤暴露于海水或伤口经由海产类生物引起。慢性肝病患者为高危人群。

第二种类型病情发展较慢，以蜂窝织炎为主要病变，皮肤常有多发性溃疡，脓液稀薄伴有奇臭，呈洗碗水样，溃疡周围皮肤伴广泛潜行，且有捻发音，局部感觉麻木或疼痛，这些特点非一般蜂窝织炎所有。患者常有明显毒血症，出现寒战、高热和低血压。皮下组织广泛坏死时可出现低钙血症。

大部分病例，细菌经损伤的皮肤、脏器穿破处，尤其是直肠、肛门或泌尿生殖器侵入皮下组织。细菌沿着疏松的浅筋膜和皮下组织，制造内毒素、外毒素而导致组织缺氧、液化性坏死而导致全身反应。

三、病理改变

(一)皮肤筋膜大面积坏死

在全身或局部组织出现免疫损害后，多种细菌侵入皮下组织和筋膜，需氧菌先消耗组织中的氧，使氧还原电势降低，体系还原性增强。同时细菌分泌的酶将组织中的过氧化氢分解，创造出适宜厌氧菌生存繁殖的少氧环境。由于细菌及毒素的作用引起浅筋膜炎症。有研究认为，多种细菌均可产生透明质酸酶、肝素酶等加速了血管内凝血，使小血管内血栓形成，导致血液循环及淋巴回流障碍。酶分解、破坏组织，使病变沿皮下间隙迅速向周围扩散，引起感染组织广泛性地炎症充血、水肿，继而皮肤和皮下的小血管网发生炎性栓塞，组织营养障碍导致皮肤缺血性坑道样坏死甚至发生环行坏死。这种进程进展极为迅速，可以每小时 1 英寸(1 英寸＝2.54 厘米)的速度扩散。病灶仅侵犯皮肤、皮下组织，一般不侵犯肌层。

(二)渗出液恶臭

坏死性筋膜炎病变迅速坏死液化，液体从破溃创口渗出，渗出液污黑、恶臭，液体可随皮下间隙向外扩散，从而使病变迅速扩散。

(三)捻发音

坏死性筋膜炎病灶内细菌繁殖及组织坏死液化产生气体，气体充盈皮下间隙。因此在触诊病变皮下时可有捻发音。气体及液体中有大量细菌，可迅速通过皮下间隙向外扩散。

(四)镜检所见

可见血管壁有明显炎性表现，真皮层深部和筋膜中有中性粒细胞浸润，受累筋膜内血管有纤维性栓塞，动静脉壁出现纤维素性坏死，革兰染色可在破坏的筋膜和真皮中发现病原菌,肌肉无损害的表现。

四、临床表现

(一)局部症状

1.片状红肿、疼痛明显

起病急,早期局部体征常较隐匿而不引起患者注意,24 小时内可波及整个肢体。早期局部皮肤出现红肿,呈紫红色片状,边界模糊,疼痛。此时皮下组织已经坏死,因淋巴通路已被迅速破坏,故少有淋巴管炎和淋巴结炎。感染 24 小时内可波及整个肢体。个别病例可起病缓慢、早期处于潜伏状态。受累皮肤发红或发白、水肿,触痛明显,病灶边界模糊,呈弥散性蜂窝织炎状。

2.疼痛缓解、转而麻木

由于炎性物质的刺激和病菌的侵袭,早期感染局部有剧烈疼痛。当病灶部位的感觉神经被破坏后,则剧烈疼痛可被麻木或麻痹所替代,这是该病特征之一。

3.血性水疱

由于营养血管被破坏和血管栓塞,皮肤的颜色逐渐发紫、发黑,出现含血性液体的水疱或大疱。

4.奇臭的血性渗液

皮下脂肪和筋膜水肿,渗液黏滞、浑浊、发黑,最终液化坏死。渗出液为血性浆液性液体,伴奇臭。坏死广泛扩散,呈潜行状,有时产生皮下气体,检查可发现捻发音。

(二)全身中毒症状

疾病早期,局部感染症状尚轻,患者即出现畏寒、高热、厌食、脱水、意识障碍、低血压、贫血、黄疸等严重的全身性中毒症状。若未及时救治,可出现弥散性血管内凝血(DIC)和中毒性休克等。局部体征与全身症状的轻重不相称是该病主要特征。

五、诊断与鉴别诊断

(一)诊断

有学者提出六条诊断标准。

(1)皮下浅筋膜的广泛性坏死伴广泛潜行的坑道,向周围组织内扩散。

(2)中度至重度的全身中毒症状伴神志改变。

(3)未累及肌肉。

(4)伤口、血培养未发现梭状芽孢杆菌。

(5)无重要血管阻塞情况。

(6)清创组织病检发现有广泛白细胞浸润,筋膜和邻近组织灶性坏死和微血管栓塞。细菌学检查对诊断具有重要意义,培养取材最好采自进展性病变的边缘和水疱液,做涂片检查,并分别行需氧菌和厌氧菌培养。测定血中有无链球菌诱导产生的抗体(链球菌释放的透明质酸酶和脱氧核糖核酸酶B,能产生效价很高的抗体),有助于诊断。

(二)鉴别诊断

需要将坏死性筋膜炎与以下几种疾病鉴别。

1.丹毒

局部为片状红斑,无水肿,边界清楚,且常有淋巴结、淋巴管炎。有发热,但全身症状相对较轻,不具有坏死性筋膜炎的特征性表现。

2.链球菌坏死

由β溶血性链球菌感染引起。以皮肤坏死为主,不累及筋膜。早期局部皮肤出现红肿,继而变成暗红,出现水疱,内含血性浆液和细菌。皮肤坏死后呈干结、类似烧伤的焦痂。

3.细菌协同性坏死

主要是皮肤坏死,很少累及筋膜。致病菌包括非溶血性链球菌、金黄色葡萄球菌、专性厌氧菌、变形杆菌和肠杆菌等。患者全身中毒症状轻微,但伤口疼痛剧烈,炎症区中央呈紫红色硬结,周围潮红,中央区坏死后形成溃疡,皮缘潜行,周围有散在的小溃疡。

4.梭菌性肌坏死

梭菌性肌坏死为专性厌氧菌的感染,常发生在战伤、创伤、伤口污染的条件下。早期局部皮肤光亮、紧张、有捻发音,病变可累及肌肉深部。分泌物涂片可检出革兰阳性粗大杆菌。肌肉污秽坏死,可有肌红蛋白尿出现,拍X线片可发现肌间有游离气体。

5.非产气荚膜梭菌性肌坏死

此病由厌氧性链球菌或多种厌氧菌引起,较为罕见。诱因与气性坏疽相似,但病情较轻,伤口内有浆液性脓液,炎症组织中有局限性气体。

六、治疗

坏死性筋膜炎是外科危重急症，其治疗原则：早期诊断，尽早清创，应用大量有效抗生素和全身支持治疗是基本的治疗原则。

(一)抗生素治疗

坏死性筋膜炎是多种细菌的混合感染(各种需氧菌和厌氧菌)，全身中毒症状出现早、病情重，应联合应用抗生素。

(二)清创引流

清创宜尽早和彻底。病变组织及周围存在着广泛的血管血栓，药物常难以到达，故积极、大剂量抗生素治疗1～3天无明显效果时，应立即手术治疗。彻底清创，充分引流是治疗成功的关键。手术应彻底清除坏死筋膜和皮下组织，直至不能用手指分开组织为止。常用方法如下。

1.清创

清除坏死组织，清洗创面。研究发现，可采用3%过氧化氢溶液、甲硝唑溶液或0.5%～1.5%高锰酸钾溶液等冲洗伤口，创造不利于厌氧菌生长的环境；然后用浸有抗菌药液的纱条湿敷，每4～6小时换药1次。换药时需探查有否皮肤、皮下组织与深筋膜分离情况存在，以决定是否需要进一步扩大引流。

2.适宜时机游离植皮，覆盖创面

此法可防止创面大量的血清渗出，有利于维持术后体液和电解质的平衡。皮肤缺损较大，难以自愈时，应待炎症消退后，择期行植皮术。手术操作中应注意健康筋膜的保护，损伤后易造成感染扩散。甲硝唑局部湿敷可延缓皮肤生长，不宜长期应用。

3.营养支持治疗

积极纠正水、电解质紊乱。贫血和低蛋白血症者，可输注新鲜血、人血白蛋白或血浆；可采用鼻饲或静脉高营养、要素饮食等保证足够的热量摄入。

4.伤口护理

坏死性筋膜炎患者伤口通常较大，疼痛明显，在更换敷料和清洗伤口前应有效控制疼痛。当伤口范围较大接近会阴部时，应让患者沐浴局部清洁后再处理。若伤口感染严重可使用碘溶液清洗。应选择具有较强吸收渗液、能控制感染功能的敷料。渗液量大时可使用负压冲洗引流装置以达到有效的渗液控制。处理伤口时要注意无效腔、窦道等，以避免组织感染及渗液积聚而使伤口恶化。

5.其他治疗

补液、人工呼吸机及控制血糖等。

6.预防并发症

在治疗全程中均应密切观察患者的血压、脉搏、尿量,及时行血细胞比容、电解质、凝血机制、血气分析等检查,及时治疗心力衰竭、肾功能衰竭,预防弥散性血管内凝血与休克的发生。

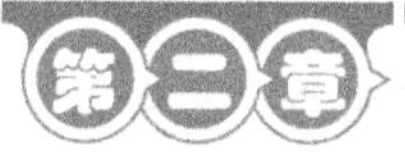

急诊科护理

第一节　急性呼吸窘迫综合征

急性呼吸窘迫综合征(acute respiratory distress syndrome,ARDS)是指严重感染、创伤、休克等非心源性疾病过程中,肺毛细血管内皮细胞和肺泡上皮细胞损伤造成弥散性肺间质及肺泡水肿,导致的急性低氧性呼吸功能不全或衰竭,属于急性肺损伤(acute lung injury,ALI)的严重阶段。以肺容积减少、肺顺应性降低、严重的通气/血流比例失调为病理生理特征。临床上表现为进行性低氧血症和呼吸窘迫,肺部影像学表现为非均一性的渗出性病变。该病起病急、进展快、病死率高。

ALI和ARDS是同一疾病过程中的两个不同阶段,ALI代表早期和病情相对较轻的阶段,而ARDS代表后期病情较为严重的阶段。发生ARDS时患者必然经历过ALI,但并非所有的ALI都会发展为ARDS。引起ALI和ARDS的原因和危险因素很多,根据肺部直接和间接损伤对危险因素进行分类,可分为肺内因素和肺外因素。肺内因素是指致病因素对肺的直接损伤,包括:①化学性因素,如吸入毒气和烟尘、胃内容物及氧中毒等。②物理性因素,如肺挫伤、放射性损伤等。③生物性因素,如重症肺炎。肺外因素是指致病因素通过神经体液因素间接引起肺损伤,包括严重休克、感染中毒症、严重非胸部创伤、大面积烧伤、大量输血、急性胰腺炎、药物或麻醉品中毒等。ALI和ARDS的发生机制非常复杂,目前尚不完全清楚。多数学者认为,ALI和ARDS是由多种炎症细胞、细胞因子和炎性介质共同参与引起的广泛肺毛细血管急性炎症性损伤过程。

一、临床特点

ARDS的临床表现可以有很大差别,取决于潜在疾病和受累器官的数目和类型。

(一)症状、体征

(1)发病迅速:ARDS 多发病迅速,通常在发病因素攻击(如严重创伤、休克、败血症、误吸)后 12～48 小时发病,偶尔有长达 5 天者。

(2)呼吸窘迫:是 ARDS 最常见的症状,主要表现为气急和呼吸频率增快,呼吸频率大多在 25～50 次/分。其严重程度与基础呼吸频率和肺损伤的严重程度有关。

(3)咳嗽、咳痰、烦躁和神志变化:ARDS 可有不同程度的咳嗽、咳痰,可咳出典型的血水样痰,可出现烦躁、神志恍惚。

(4)发绀:是未经治疗的 ARDS 常见体征。

(5)ARDS 患者也常出现呼吸类型的改变,主要为呼吸浅快或潮气量的变化。病变越严重,这一改变越明显,甚至伴有吸气时鼻翼翕动及三凹征。在早期自主呼吸能力强时,常表现为深快呼吸,当呼吸肌疲劳后,则表现为浅快呼吸。

(6)早期可无异常体征,或仅听诊闻及少许湿啰音;后期多有水泡音,亦可出现管状呼吸音。

(二)影像学表现

1.胸部 X 线片检查

早期病变以间质性为主,胸部 X 线片常无明显异常或仅见血管纹理增多,边缘模糊,双肺散在分布的小斑片状阴影。随着病情进展,上述的斑片状阴影进一步扩展,融合成大片状,或两肺均匀一致增加的磨玻璃样改变,伴有支气管充气征,心脏边缘不清或消失,称为“白肺”。

2.胸部 CT 检查

与胸部 X 线片检查相比,胸部 CT 检查尤其是高分辨 CT 检查可更为清晰地显示出肺部病变分布、范围和形态,为早期诊断提供帮助。由于肺毛细血管膜通透性一致性增高,引起血管内液体渗出,两肺斑片状阴影呈现重力依赖性现象,还可出现变换体位后的重力依赖性变化。在 CT 片上表现为病变分布不均匀:①非重力依赖区(仰卧时主要在前胸部)正常或接近正常。②前部和中间区域呈磨玻璃样阴影。③重力依赖区呈现实变影。这些均提示肺实质的实变出现在受重力影响最明显的区域。无肺泡毛细血管膜损伤时,两肺斑片状阴影均匀分布,既不出现重力依赖现象,也无变换体位后的重力依赖性变化。这一特点有助于与感染性疾病鉴别。

(三)实验室检查

1.动脉血气分析

PaO_2<8.0 kPa(60 mmHg),有进行性下降趋势,在早期 $PaCO_2$ 多不升高,甚至可因过度通气而低于正常;早期多为单纯呼吸性碱中毒;随病情进展可合并代谢性酸中毒,晚期可出现呼吸性酸中毒。氧合指数较动脉氧分压更能反映吸氧时呼吸功能的障碍,而且与肺内分流量有良好的相关性,计算简便。氧合指数参照范围为 53.2~66.5 kPa(400~500 mmHg),在 ALI 时≤40.0 kPa(300 mmHg),ARDS 时≤26.7 kPa(200 mmHg)。

2.血流动力学监测

通过漂浮导管,可同时测定并计算肺动脉压、肺动脉楔压等,不仅对诊断、鉴别诊断有价值,而且对机械通气治疗亦为重要的监测指标。肺动脉楔压一般<1.6 kPa(12 mmHg),若>2.4 kPa(18 mmHg),则支持左心衰竭的诊断。

3.肺功能检查

ARDS 发生后呼吸力学发生明显改变,包括肺顺应性降低和气道阻力增高,肺无效腔/潮气量是不断增加的,肺无效腔/潮气量增加是早期 ARDS 的一种特征。

二、诊断及鉴别诊断

中华医学会呼吸病学分会制订的诊断标准如下。

(1)有 ALI 和(或)ARDS 的高危因素。

(2)急性起病、呼吸频数和/或呼吸窘迫。

(3)低氧血症:ALI 时氧合指数≤40.0 kPa(300 mmHg);ARDS 时氧合指数≤26.7 kPa(200 mmHg)。

(4)胸部 X 线检查显示两肺浸润阴影。

(5)肺动脉楔压≤2.4 kPa(18 mmHg)或临床上能除外心源性肺水肿。

符合以上 5 项条件者,可以诊断 ALI 或 ARDS。必须指出,ARDS 的诊断标准并不具有特异性,诊断时必须排除大片肺不张、自发性气胸、重症肺炎、急性肺栓塞和心源性肺水肿(表 2-1)。

表 2-1 ARDS 与心源性肺水肿的鉴别

鉴别要点	ARDS	心源性肺水肿
特点	高渗透性	高静水压
病史	创伤、感染等	心脏疾病

续表

鉴别要点	ARDS	心源性肺水肿
双肺浸润阴影	+	+
重力依赖性分布现象	+	+
发热	+	可能
白细胞增多	+	可能
胸腔积液	−	+
吸纯氧后分流	较高	可较高
肺动脉楔压	正常	高
肺泡液体蛋白	高	低

三、急诊处理

ARDS是呼吸系统的一个急症，必须在严密监护下进行合理治疗。治疗目标是改善肺的氧合功能、纠正缺氧、维护脏器功能和防治并发症。治疗措施如下。

(一)氧疗

应采取一切有效措施尽快提高 PaO_2，纠正缺氧。可高浓度吸氧，使 $PaO_2 \geqslant 8.0$ kPa(60 mmHg)或 $SaO_2 \geqslant 90\%$。轻症患者可使用面罩给氧，但多数患者需采用机械通气。

(二)去除病因

病因治疗在ARDS的防治中占有重要地位，主要是针对涉及的基础疾病。感染是ALI和ARDS常见原因，也是首位高危因素，而ALI和ARDS又易并发感染。如果ARDS的基础疾病是脓毒症，除了清除感染灶外，还应选择敏感抗生素，同时收集痰液或血液标本分离培养病原菌和进行药敏试验，指导下一步抗生素的选择。一旦建立人工气道并进行机械通气，即应给予广谱抗生素，以预防呼吸道感染。

(三)机械通气

机械通气是最重要的支持手段。如果没有机械通气，许多ARDS患者会因呼吸衰竭在数小时至数天内死亡。机械通气的指征目前尚无统一标准，多数学者认为一旦诊断为ARDS，就应进行机械通气。在ALI阶段可试用无创正压通气，使用无创机械通气治疗时应严密监测患者的生命体征及治疗反应。神志不清、休克、气道自洁能力障碍的ALI和ARDS患者不宜应用无创机械通气。如无创机械通气治疗无效或病情继续加重，应尽快建立人工气道，行有创机械通气。

为了防止肺泡萎陷，保持肺泡开放，改善氧合功能，避免机械通气所致的肺损伤，目前常采用肺保护性通气策略，主要措施包括以下两方面。

1.呼气末正压

适当加用呼气末正压可使呼气末肺泡内压增大，肺泡保持开放状态，从而达到防止肺泡萎陷，减轻肺泡水肿，改善氧合功能和提高肺顺应性的目的。应用呼气末正压应首先保证有效循环血容量足够，以免因胸内正压增加而降低心排血量，而减少实际的组织氧运输；呼气末正压先从低水平 0.29～0.49 kPa（3～5 cmH_2O）开始，逐渐增加，直到 PaO_2＞8.0 kPa（60 mmHg）、SaO_2＞90％时的呼气末正压水平，一般呼气末正压水平为 0.49～1.76 kPa（5～18 cmH_2O）。

2.小潮气量通气和允许性高碳酸血症

ARDS 患者采用小潮气量（6～8 mL/kg）通气，使吸气平台压控制在 2.94～34.3 kPa（30～35 cmH_2O）以下，可有效防止因肺泡过度充气而引起的肺损伤。为保证小潮气量通气的进行，可允许一定程度的 CO_2 潴留[$PaCO_2$ 一般不宜高于 13.3 kPa（100 mmHg）]和呼吸性酸中毒（pH 7.25～7.30）。

（四）控制液体入量

在维持血压稳定的前提下，适当限制液体入量，配合利尿药，使出入量保持轻度负平衡（每天 500 mL 左右），使肺脏处于相对“干燥”状态，有利于肺水肿的消除。液体管理的目标是在最低 0.7～1.1 kPa（5～8 mmHg）的肺动脉楔压下维持足够的心排血量及氧运输量。在早期可给予高渗晶体液，一般不推荐使用胶体液。存在低蛋白血症的 ARDS 患者，可通过补充清蛋白等胶体溶液和应用利尿药，有助于实现液体负平衡，并改善氧合。若限液后血压偏低，可使用多巴胺和多巴酚丁胺等血管活性药物。

（五）加强营养支持

营养支持的目的在于不但纠正现有的患者的营养不良，还应预防患者营养不良的恶化。营养支持可经胃肠道或胃肠外途径实施。如有可能应尽早经胃肠补充部分营养，不但可以减少补液量，而且可获得经胃肠营养的有益效果。

（六）加强护理、防治并发症

有条件时应在重症监护病房中动态监测患者的呼吸、心律、血压、尿量及动脉血气分析等，及时纠正酸碱失衡和电解质紊乱。注意预防呼吸机相关性肺炎的发生，尽量缩短病程和机械通气时间，加强物理治疗，包括体位、翻身、拍背、排痰和气道湿化等。积极防治应激性溃疡和多器官功能障碍综合征。

（七）其他治疗

糖皮质激素、肺泡表面活性物质替代治疗、吸入一氧化氮在 ALI 和 ARDS 的治疗中可能有一定价值，但疗效尚不肯定。不推荐常规应用糖皮质激素预防和治疗 ARDS。糖皮质激素既不能预防 ARDS 的发生，对早期 ARDS 也没有治疗作用。ARDS 发病 14 天以上应用糖皮质激素会明显增加病死率。感染性休克并发 ARDS 的患者，如合并肾上腺皮质功能不全，可考虑应用替代剂量的糖皮质激素。肺表面活性物质有助于改善氧合，但是还不能将其作为 ARDS 的常规治疗手段。

四、急救护理

在救治 ARDS 过程中，精心护理是抢救成功的重要环节。护士应做到及早发现病情，迅速协助医师采取有力的抢救措施。密切观察患者生命体征，做好各项记录，准确完成各种治疗，备齐抢救器械和药品，防止机械通气和气管切开的并发症。

（一）护理目标

（1）及早发现 ARDS 的迹象，及早有效地协助抢救。维持生命体征稳定，挽救患者生命。

（2）做好人工气道的管理，维持患者最佳气体交换，改善低氧血症，减少机械通气并发症。

（3）采取俯卧位通气护理，缓解肺部压迫，改善心脏的灌注。

（4）积极预防感染等各种并发症，提高救治成功率。

（5）加强基础护理，增加患者舒适感。

（6）减轻患者心理不适，使其合作、平静。

（二）护理措施

（1）及早发现病情变化，ARDS 通常在疾病或严重损伤的最初 24～48 小时后发生。首先出现呼吸困难，通常呼吸浅快。吸气时可存在肋间隙和胸骨上窝凹陷。皮肤可出现发绀和斑纹，吸氧不能使之改善。

护士发现上述情况要高度警惕，及时报告医师，进行动脉血气和胸部 X 线片等相关检查。一旦诊断考虑 ARDS，立即积极治疗。若没有机械通气的相应措施，应尽早转至有条件的医院。患者转运过程中应有专职医师和护士陪同，并准备必要的抢救设备，氧气必不可少。若有行机械通气治疗的指征，可以先行气管插管后转运。

(2)迅速连接监测仪，密切监护心率、心律、血压等生命体征，尤其是呼吸的频率、节律、深度及血氧饱和度等。观察患者意识、发绀情况、末梢温度等。注意有无呕血、黑便等消化道出血的表现。

(3)氧疗和机械通气的护理：治疗 ARDS 最紧迫问题在于纠正顽固性低氧、改善呼吸困难，为治疗基础疾病赢得时间。需要对患者实施氧疗甚至机械通气。

严密监测患者呼吸情况及缺氧症状。若单纯面罩吸氧不能维持满意的血氧饱和度，应予以辅助通气。首先可尝试采用经面罩持续气道正压吸氧等无创通气，但大多需要机械通气吸入氧气。遵医嘱给予高浓度氧气吸入或使用呼气末正压通气(positive end expiratory pressure，PEEP)并根据动脉血气分析值的变化调节氧浓度。

使用 PEEP 时应严密观察，防止患者出现气压伤。PEEP 是在呼气终末时给予气道以一恒定正压使之不能恢复到大气压的水平。可以增加肺泡内压和功能残气量改善氧合，防止呼气时肺泡萎陷，增加气体分布和交换，减少肺内分流，从而提高 PaO_2。由于 PEEP 使胸腔内压升高，静脉回流受阻，致心搏减少、血压下降，严重者可引起循环衰竭，另外正压过高，肺泡过度膨胀、破裂有导致气胸的危险。所以在监护过程中，注意 PEEP 观察有无心率增快、突然胸痛、呼吸困难加重等相关症状，发现异常立即调节 PEEP 压力并报告医师处理。

帮助患者采取有利于呼吸的体位，如端坐位或高枕卧位。

人工气道的管理有以下几方面：①妥善固定气管插管，观察气道是否通畅，定时对比听诊双肺呼吸音。经口插管者要固定好牙垫，防止阻塞气道。每班检查并记录导管刻度，观察有无脱出或误入一侧主支气管。套管固定松紧适宜，以能放入一指为准。②气囊充气适量。充气过少易产生漏气，充气过多可压迫气管黏膜导致气管食管瘘，可以采用最小漏气技术，用来减少并发症发生。方法：用 10 mL 注射器将气体缓慢注入，直至在喉及气管部位听不到漏气声，每次向外抽出气体 0.25～0.5 mL，至吸气压力到达峰值时出现少量漏气为止，再注入 0.25～0.5 mL 气体，此时气囊容积为最小封闭容积，气囊压力为最小封闭压力，记录注气量。观察呼吸机上气道峰压是否下降及患者能否发音说话，长期机械通气患者要观察气囊有无破损、漏气现象。③保持气道通畅。严格无菌操作，按需适时吸痰。过多反复抽吸会刺激黏膜，使分泌物增加。先吸气道再吸口、鼻腔，吸痰前给予充分气道湿化、翻身叩背、吸纯氧3分钟，吸痰管最大外径不超过气管导管内径的1/2，迅速插吸痰管至气管插管，感到阻力后撤回吸痰管1～2 cm，打开负压边后退边旋转吸痰管，吸痰时间不应超过15秒。吸痰后密切观察痰液的颜色、性状、量及患者心率、心律、血压和血氧饱和度的变化，一旦出现心律失常和呼吸窘迫，立即停止吸痰，给予吸氧。④用加温湿化器对吸入气体进行湿化，根据病情需要加入盐酸氨溴索、异丙托溴铵等，每天3次雾化吸入。湿化满意标准为痰液稀薄、无泡沫、不附壁，能顺利吸出。

呼吸机使用过程中注意电源插头要牢固，不要与其他仪器共用一个插座；机器外部要保持清洁，上端不可放置液体；开机使用期间定时倒掉管道及集水瓶内的积水，集水瓶安装要牢固；定时检查管道是否漏气、有无打折、压缩机工作是否正常。

(4)维持有效循环，维持出入液量轻度负平衡。循环支持治疗的目的是恢复和提供充分的全身灌注，保证组织的灌流和氧供，促进受损组织的恢复。在能保持酸碱平衡和肾功能前提下达到最低水平的血管内容量。①护士应迅速帮助完成该治疗目标。选择大血管，建立2个以上的静脉通道，正确补液，改善循环血容量不足。②严格记录出入量、每小时尿量。出入量管理的目标是在保证血容量、血压稳定前提下，24小时出量大于入量500～1 000 mL，利于肺内水肿液的消退。充分补充血容量后，护士遵医嘱给予利尿药，消除肺水肿。观察患者对治疗的反应。

(5)俯卧位通气护理：由仰卧位改变为俯卧位，可使75%ARDS患者的氧合改善。可能与血流重新分布，改善背侧肺泡的通气，使部分萎陷肺泡再膨胀达到“开放肺”的效果有关。随着通气/血流比例的改善进而改善了氧合。但存在血流动力学不稳定、颅内压增高、脊柱外伤、急性出血、骨科手术、近期腹部手术、妊娠等禁忌实施俯卧位。①患者发病24～36小时后取俯卧位，翻身前给予纯氧吸入3分钟。预留足够的管路长度，注意防止气管插管过度牵拉致脱出。②为减少特殊体位给患者带来的不适，用软枕垫高头部15°～30°，嘱患者双手放在枕上，并在髋、膝、踝部放软枕，每1～2小时更换1次软枕的位置，每4小时更换1次体位，同时考虑患者的耐受程度。③注意血压变化，因俯卧位时支撑物放置不当，可使腹压增加，下腔静脉回流受阻而引起低血压，必要时在翻身前提高吸氧浓度。④注意安全、防坠床。

(6)预防感染的护理：①注意严格无菌操作，每天更换气管插管切口敷料，保持局部清洁干燥，预防或消除继发感染。②加强口腔及皮肤护理，以防护理不当而加重呼吸道感染及发生压疮。③密切观察体温变化，注意呼吸道分泌物的情况。

(7)心理护理，减轻恐惧感，增加心理舒适度：①评估患者的焦虑程度，指导患者学会自我调整心理状态，调控不良情绪。主动向患者介绍环境，解释治疗原则，解释机械通气、监测及呼吸机的报警系统，尽量消除患者的紧张感。②耐心向患者解释病情，对患者提出的问题要给予明确、有效和积极的信息，消除心理紧张和顾虑。③护理患者时保持冷静和耐心，表现出自信和镇静。④如果患者由于呼吸困难或人工通气不能讲话，可提供纸笔或以手势与患者交流。⑤加强巡视，了解患者的需要，帮助患者解决问题。⑥帮助并指导患者及家属应用松弛疗法、按摩等。

(8)营养护理：ARDS 患者处于高代谢状态，应及时补充热量和高蛋白、高脂肪营养物质。能量的摄取既应满足代谢的需要，又应避免糖类的摄取过多，蛋白摄取量一般为每天 1.2～1.5 g/kg。

尽早采用肠内营养，协助患者取半卧位，充盈气囊，证实胃管在胃内后，用加温器和输液泵匀速泵入营养液。若有肠鸣音消失或胃潴留，暂停鼻饲，给予胃肠减压。胃管一般留置 5～7 天拔除，更换到对侧鼻孔，以减少鼻窦炎的发生。

(三)健康指导

在疾病的不同阶段，根据患者的文化程度做好有关知识的宣传和教育，让患者了解病情的变化过程。

(1)提供舒适安静的环境以利于患者休息，指导患者正确卧位休息，讲解由仰卧位改变为俯卧位的意义，尽可能减少特殊体位给患者带来的不适。

(2)向患者解释咳嗽、咳痰的重要性，指导患者掌握有效咳痰的方法，鼓励并协助患者咳嗽，排痰。

(3)指导患者自己观察病情变化，如有不适及时通知医护人员。

(4)嘱患者严格按医嘱用药，按时服药，不要随意增减药物剂量及种类。服药过程中，需密切观察患者用药后反应，以指导用药剂量。

(5)出院指导：指导患者出院后仍以休息为主，活动量要循序渐进，注意劳逸结合。此外，患者病后生活方式的改变需要家人的积极配合和支持，应指导患者家属给患者创造一个良好的身心休养环境。出院后 1 个月内来院复查 1～2 次，出现情况随时来院复查。

第二节 急性肺栓塞

一、定义

急性肺栓塞是指内源性或外源性栓子堵塞肺动脉或其分支引起肺循环障碍的病理综合征。如发生肺出血或坏死则称为肺梗死。急性肺栓塞是世界上误诊率和病死率较高的疾病之一，对人类的健康造成了严重的威胁。

二、临床表现

(一)症状

临床症状多种多样，但缺乏特异性。常见症状：①不明原因的呼吸困难及气促，尤以活动后明显，为肺栓塞最多见的症状。②胸痛，包括胸膜炎性胸痛或心绞痛样胸痛。③晕厥，可为肺栓塞的唯一或首发症状。④烦躁不安、惊恐甚至濒死感。⑤咯血，常为小量咯血，大咯血少见。⑥咳嗽、心悸等。各病例可出现以上症状的不同组合。临床上有时出现所谓“三联征”，即同时出现呼吸困难、胸痛及咯血，但仅见于约20%的患者。

(二)体征

1.呼吸系统

呼吸急促最常见，发绀，肺部有时可闻及哮鸣音和/或细湿啰音，肺野偶可闻及血管杂音，合并肺不张或胸腔积液时出现相应的体征。

2.循环系统

心动过速；血压变化，严重者可出现血压下降，甚至休克；颈静脉充盈或异常搏动；肺动脉瓣区第二心音亢进或分裂，三尖瓣区收缩期杂音。

3.其他

可伴发热，多为低热，少数患者体温达38 ℃以上。

三、病因及发病机制

(一)病因

临床上常见的栓子包括深静脉血栓、感染性病灶、右心房或右心室附壁血栓、空气栓、羊水栓等。引起肺栓塞的基础疾病及诱因有深静脉血栓形成、创伤、肿瘤、制动、妊娠和分娩、口服避孕药、肥胖等。

(二)发病机制

急性肺栓塞所致病理生理改变及其严重程度受多种因素影响,包括栓子的大小和数量、多次栓塞的时间间隔、是否同时存在其他心肺疾病、个体反应的差异及血栓溶解的快慢等。其病理生理改变主要包括血流动力学改变、右心功能不全、心室间相互作用及呼吸生理变化等。轻者可无任何异常改变,重者肺循环阻力突然升高,肺动脉压突然升高,心排血量急骤下降,患者出现休克,甚至死亡。

四、辅助检查

(一)动脉血气分析

动脉血气分析显示低氧血症、低碳酸血症,肺泡-动脉血氧分压差增大。

(二)实验室检查

急性肺栓塞时,血浆 D-二聚体升高,但多种病因可导致其升高,故在临床中对肺栓塞有较大的排除价值,若其含量低于 500 μg/L,则可基本排除肺栓塞。

(三)影像学检查

肺动脉造影为过去诊断急性肺栓塞的“金标准”,但属于有创检查。近年来,CT、MRI 的发展使急性肺栓塞的诊断率明显提高。

(四)心电图检查

心电图缺乏特异性表现,但若发现心电图动态性变化多较单一固定性异常,对肺栓塞有更大的临床意义。

(五)深静脉血栓的检查

静脉超声检查和静脉造影可辅助诊断深静脉血栓,后者是深静脉血栓诊断的“金标准”。

五、诊断要点

肺栓塞的临床表现多样,有时隐匿,缺乏特异性,确诊需特殊检查。检出肺栓塞的关键是提高诊断意识,对有疑似表现、特别是高危人群中出现疑似表现者,应及时安排相应检查。诊断程序一般包括疑诊、确诊、求因 3 个步骤。

(一)疑诊

如患者出现上述临床症状、体征,特别是存在前述危险因素的病例出现不明原因的呼吸困难、胸痛、晕厥、休克，或伴有单侧或双侧不对称性下肢肿胀、疼痛等，应进行如下检查：动脉血气分析、心电图、胸部X线片、超声心动图和血浆 *D*-二聚体检查。

（二）确诊

在临床表现和初步检查提示肺栓塞的情况下，应安排肺栓塞的确诊检查：放射性核素肺通气/灌注扫描、螺旋CT和电子束CT、磁共振成像和肺动脉造影。

（三）求因

对怀疑肺栓塞的病例，无论其是否有深静脉血栓形成症状，均应进行体检，并行静脉超声、放射性核素或X线静脉造影、CT静脉造影、MRI静脉造影、肢体阻抗容积图等检查，以帮助明确是否存在深静脉血栓形成及栓子的来源。

六、治疗要点

（一）一般处理

对患者进行严密监护，监测呼吸、心率、血压、静脉压、心电图及动脉血气的变化；卧床休息，保持大便通畅，避免用力，以防血栓脱落；可适当使用镇静、止痛、镇咳等相应的对症治疗。

（二）呼吸、循环系统支持治疗

纠正低氧血症。出现心功能不全但血压正常者，可使用多巴酚丁胺和多巴胺；若出现血压下降，可增大剂量或使用其他血管加压药物，如去甲肾上腺素等。

（三）抗凝治疗

可防止血栓的发展和再发。主要抗凝剂有肝素、华法林。

（四）溶栓治疗

可迅速溶解血栓、恢复肺组织的血液灌注，降低肺动脉压、改善右心室功能。常用的溶栓药物有尿激酶、链激酶和阿替普酶。

七、护理问题

（一）气体交换受损

其与肺通气、换气功能障碍有关。

（二）疼痛

其与肺栓塞有关。

(三)低效型呼吸形态

其与肺的顺应性降低、气道阻力增加不能维持自主呼吸有关。

(四)焦虑/恐惧

其与担心疾病预后有关。

(五)睡眠形态紊乱

其与呼吸困难、咳嗽、咯血等有关。

(六)活动无耐力

其与日常活动供氧不足、疲乏有关。

(七)体液不足

其与痰液排出、出汗增加、摄入减少有关。

(八)营养失调

低于机体需要量与食欲下降、摄入不足、消耗增加有关。

(九)有皮肤完整性受损的危险

其与长期卧床有关。

八、护理措施

(一)病情观察

评估患者的呼吸频率、节律和深度,呼吸困难程度,呼吸音的变化,患者意识状态、瞳孔、皮肤温度及颜色,询问患者胸闷、憋气、胸部疼痛等症状有无改善。严密监测患者的呼吸、血压、心率、血氧饱和度、心律失常的变化情况,如有异常,及时通知医师。昏迷患者应评估瞳孔、肌张力、腱反射及病理反射。观察痰液的量、颜色及性状,及时了解尿常规、血电解质检查结果。准确记录24 小时出入量。

(二)抢救配合

急性肺栓塞属临床急症,抢救不及时可危及患者生命。应加强患者病情的观察和血流动力学的监测,严密观察心率、心律、血氧饱和度、血压、呼吸的变化,备好抢救物品和药品,如发现患者出现剧烈胸痛、呼吸困难、咯血、面色苍白、血压下降等,立即通知医师并协助抢救。

(三)一般护理

1.环境

提供安静、舒适、整洁的休息环境,限制探视,减少交叉感染。保持室温在

20 ℃～22 ℃和相对湿度60％～70％；没有层流装置的病室，应注意经常通风换气，每天通风3次。装有层流装置的病室，应保持层流装置的有效。

2.体位

急性肺栓塞患者应绝对卧床休息、肢体制动。若肺栓塞的位置已经确定，应取健侧卧位。床上活动时应避免突然坐起、转身及改变体位，禁止搬动患者，防止栓子的脱落。下肢静脉血栓者应抬高患肢，并高于肺平面20～30 cm，密切观察患肢的皮肤有无发绀、肿胀、发冷、麻木等感觉障碍，发现异常及时通知医师给予处理，严禁挤压、热敷、按摩患肢，防止血栓脱落。

3.饮食护理

指导患者进食富含维生素、高蛋白、粗纤维、易消化的饮食，多饮水，保持大便通畅，避免便秘、咳嗽等，以免增加腹腔压力，影响下肢静脉血液回流。做好口腔护理，以增进食欲。

4.吸氧

及早给予氧气吸入，遵医嘱合理氧疗。采用鼻导管或鼻塞给氧，必要时面罩吸氧。氧流量控制在4～6 L/min。注意及时根据血氧饱和度指数或血气分析结果来调整氧流量。必要时行机械通气。

5.疼痛护理

教会患者自我放松的技巧，如缓慢深呼吸、全身肌肉放松、听音乐、看书报等，以分散注意力，减轻疼痛。剧烈疼痛时，遵医嘱给予药物止痛，如吗啡、哌替啶、可待因等，及时评价止痛效果并观察可能出现的不良反应。

6.心理护理

胸闷、胸痛、呼吸困难，易给患者带来紧张、恐惧的情绪，甚至出现濒死感。尽量帮助患者适应环境，向患者讲解治疗的目的、要求、方法，减少其焦虑和恐惧心理。采取心理暗示和现身说教，帮助患者树立信心，使其积极配合治疗。情绪过于激动可诱发栓子脱落，应指导患者保持情绪稳定。启动家庭支持系统，帮助患者树立治疗的信心。

（四）溶栓及抗凝的护理

（1）使用抗凝剂时，应严格掌握药物的剂量、用法及速度，认真核对，严密观察用药后的反应，发现异常及时通知医师，调整剂量。

（2）进行溶栓、抗凝治疗期间，最主要的并发症是出血，因此应严密观察患者有无出血倾向。注意观察患者皮肤、黏膜、牙龈及穿刺部位有无出血，有无咯血、呕血、便血等现象。观察患者的意识状态、神志的变化，发现患者出现头痛、呕吐症状,要及时报告医师并给予处理,谨防颅内出血的发生。溶栓治疗期间应准备好各种抢救物品。

(3)用药期间应监测凝血时间及凝血酶原时间,避免各种侵入性的操作。指导患者预防出血的方法,如选用质软的牙刷,防止碰伤、抓伤,勿挖鼻、用力咳嗽、用力排便等。

第三节 急性呼吸衰竭

呼吸衰竭是指由于各种原因引起的肺通气和/或换气功能严重障碍,以致不能进行有效的气体交换,导致缺氧和/或二氧化碳潴留,从而引起一系列生理功能和代谢功能紊乱的临床综合征。一般认为在海平面、标准大气压、休息状态、呼吸空气条件下($FiO_2=21\%$),动脉血氧分压(PaO_2)<8.0 kPa(60 mmHg)和/或血二氧化碳分压($PaCO_2$)>6.7 kPa(50 mmHg)时,作为呼吸衰竭的血气诊断标准。根据血气变化,将呼吸衰竭分为两型:Ⅰ型(换气性)指 PaO_2 下降而 $PaCO_2$ 正常或降低,多为急性呼吸衰竭的表现;Ⅱ型(通气性)指 PaO_2 下降伴有 $PaCO_2$ 升高,多为慢性呼吸衰竭或兼有急性发作的表现。急性呼吸衰竭是指由于某些突发的致病因素,使肺通气和/或换气功能迅速出现严重障碍,在短时间内引起呼吸衰竭。因机体不能很快代偿,若不及时抢救,会危及患者生命。

一、病因与发病机制

(一)病因

1.呼吸道及肺疾病

严重支气管哮喘、原发性或继发性肺炎、急性肺损伤、ARDS、肺水肿、上呼吸道异物堵塞、喉头水肿、慢性支气管炎急性发作及肺气肿等。

2.中枢神经及传导系统疾病

急性脑炎、颅脑外伤、脑出血、脑梗死、脑肿瘤、安眠药中毒及吸入有害气体等。

3.周围神经传导系统及呼吸肌疾病

脊髓灰质炎、重症肌无力、颈椎外伤、有机磷农药中毒等。

4.胸部病变

胸廓狭窄、胸外伤、自发性气胸、手术损伤、急剧增加的胸腔积液等。

5.肺血管性疾病

急性肺栓塞、肺血管炎、多发性肺微血管栓塞等。

(二)发病机制

急性呼吸衰竭的发生主要有肺泡通气不足、通气/血流比例(V/Q)失调、气体弥散障碍、肺内分流四种机制。

1.肺泡通气不足

肺泡通气不足其结果引起低氧和高碳酸血症。机制主要有以下几点。

(1)呼吸驱动不足:如中枢神经系统病变或中枢神经抑制药过量抑制呼吸中枢,使呼吸驱动力减弱,导致肺容量减少和肺泡通气不足。

(2)呼吸负荷过重:胸廓或横膈机械性运动能力下降,致肺泡通气下降及气道阻力增加,胸肺顺应性下降。

(3)呼吸泵功能障碍:由于呼吸肌本身的病变导致呼吸运动受限,如呼吸肌疾病、有机磷农药中毒等。

2.通气/血流比例(V/Q)失调

正常人肺泡通气量(V)约为 4 L/min,流经肺泡的血流(Q)约为 5 L/min,V/Q 约为 0.8。有效的气体交换主要取决于 V/Q 保持在 0.8 水平。当 V/Q 低于 0.8 时,肺泡通气不足、血流过剩,肺动脉内混合静脉血未经充分氧合即进入肺静脉,引起低氧血症。当 V/Q 大于 0.8 时,肺泡过度通气,肺泡内气体不能与血液进行充分的气体交换而成为无效通气,结果也导致低氧血症。严重的通气/血流比例失调亦可导致二氧化碳潴留。

3.气体弥散障碍

氧和二氧化碳可自由通过肺泡毛细血管膜进行气体交换,氧的弥散能力约为二氧化碳的1/20。当肺不张、肺水肿、肺气肿、肺纤维化导致气体弥散面积减少、弥散距离加大时,往往影响氧的弥散,从而引起低氧血症。

4.肺内分流

肺动脉内的静脉血未经氧合直接流入肺静脉,引起低氧血症,是通气/血流比例失调的特例。常见于肺动脉-静脉瘘。

二、病情评估

(一)临床表现

急性呼吸衰竭患者除原发病表现外,还表现为低氧血症、高碳酸血症或两者兼有，可使机体各组织器官发生不同程度的功能改变。

1.呼吸系统改变

呼吸困难是临床最早出现的症状，表现为呼吸频率加快、呼吸费力、辅助呼吸肌活动增强、胸闷、发绀等。严重时表现为呼吸节律改变，如潮式呼吸、叹息样呼吸、陈-施呼吸。呼吸系统疾病所致者，肺部有喘鸣音、湿啰音或呼吸音降低等原发病体征。

2.循环系统改变

早期心率加快，血压正常或轻度升高，严重时心率减慢、心律失常、血压下降。晚期由于严重缺氧和二氧化碳潴留可引起心肌损害，发生心力衰竭、休克、心搏骤停。

3.神经系统改变

大脑皮质对缺氧最敏感。轻度缺氧时出现头晕、注意力下降。明显缺氧时出现焦虑不安、躁动、定向力障碍和精神错乱。明显高碳酸血症时出现中枢神经系统抑制症状，如嗜睡、昏睡，严重缺氧和高碳酸血症均可导致昏迷。

4.其他系统改变

急性缺氧可造成凝血功能障碍、造血功能衰竭、弥散性血管内凝血。急性缺氧和二氧化碳潴留可致胃肠黏膜充血、水肿、糜烂而引起胃肠道出血。也可引起肾血管收缩、肾血流量减少、肾小球滤过率下降而致肾功能不全。

（二）辅助检查

1.实验室检查

尽早抽动脉血进行血气分析，PaO_2、$PaCO_2$ 和 pH 是最重要的血气参数。定时检查有助于判断呼吸衰竭的程度、类型、代偿情况及酸碱平衡紊乱程度和类型。

2.胸部 X 线检查

有助于明确病因、病变范围和程度。根据 X 线检查能了解心脏及血管的状态，分析气胸和血胸的存在及有无肺栓塞、肺炎、肺水肿等。

3.心电图检查

急性呼吸衰竭者可出现心动过速和其他各种心律失常。急性大块肺栓塞者，心电图检查可表现为心动过速，并有电轴右偏、完全性右束支传导阻滞和肺型 P 波。

三、急救护理

(一)紧急处理

1.保持气道通畅

患者缺氧与二氧化碳潴留，主要是由于通气功能障碍所致，而通气功能障碍主要原因是气道阻塞。因此及时清除气道分泌物，保持气道通畅，维持气道完整性，是纠正缺氧与二氧化碳潴留的前提。护理措施包括胸部物理治疗、气道吸引、必要时建立人工气道。

(1)胸部物理治疗：包括指导患者有效咳嗽、协助翻身、体位引流、背部叩击和振动，以促进痰液排出，有助于改善通气和血流灌注，促进某些肺段的痰液引流。

(2)气道吸引：吸引导管可经鼻或经口通过咽部到达呼吸道进行分泌物和痰液抽吸。吸痰时会造成短暂的缺氧，应注意患者心率、心律、血氧饱和度的变化。

(3)建立人工气道：对昏迷舌根后坠的患者，采用口咽通气管或鼻咽通气管支撑舌体，使其离开咽后壁，从而在短期内保持气道通畅。对需机械通气的患者，采用经鼻或经口气管内插管。经鼻气管插管易于固定，清醒患者易于耐受，用于需气管内插管时间较长者；经口气管插管操作简便，常用于紧急情况，但不易固定，易引起牙齿脱落与口腔黏膜破损。对需长期机械通气者，应行气管造口。气管造口包括气管切开术与经皮扩张气管导管留置术，均需严格无菌操作。

2.氧疗

缺氧是引起呼吸衰竭的直接原因，氧疗是急性呼吸衰竭的重要治疗措施。氧疗要根据缺氧原因和程度调整氧流量与氧浓度，严格掌握适应证，防止不良反应发生。Ⅰ型呼吸衰竭，原则上是按需给氧，根据血气分析结果及时调整氧浓度，一般为50%～60%。Ⅱ型呼吸衰竭，应采用控制性氧疗，持续性低流量吸氧。一般氧流量为1～3 L/min，浓度为25%～30%。氧疗途径采用鼻塞法、面罩法等，对危重患者常规氧疗无效时，应及早考虑机械通气给氧。

3.机械通气

机械通气是治疗急性呼吸衰竭重要而有效的措施。但因引起急性呼吸衰竭的病因各异，所造成的病理生理改变不同，故应根据具体病情特点来选择不同的通气模式。机械通气护理：保持呼吸机正常运行；保持各连接口紧密；了解通气量是否合适；及时解除报警原因；积极防治机械通气并发症；防止感染与交叉感染。

4.病因治疗

原发病治疗至关重要。有些患者在去除病因后可逆转呼吸衰竭，如急性上呼吸道阻塞时，治疗关键是建立人工气道；严重肺部感染或全身感染所致者，应尽早给予有效抗生素治疗；心源性肺水肿所致者，可给予硝酸甘油、利尿药或正性肌力药治疗；气胸或大量胸腔积液所致者，应行胸膜腔穿刺或置导管引流。

(二)用药观察

1.呼吸兴奋剂

(1)尼可刹米：用于各种原因引起的中枢性呼吸抑制，特别是肺性脑病时常用。能兴奋脑干呼吸中枢或刺激颈动脉体的化学感受器，反射性兴奋呼吸中枢，提高呼吸中枢对二氧化碳的敏感性。静脉注射给药，每次 0.375 g，必要时每 1～2 小时重复 1 次，也可用 1.875～3.75 g 静脉微量注射泵维持。

(2)纳洛酮：主要用于解除外源性阿片(吗啡和美沙酮等)对中枢神经系统的抑制，对麻醉、镇静催眠药过量和乙醇中毒也有效。能与脑干特异性阿片受体竞争性结合，阻断内源性和外源性阿片的呼吸抑制作用。推荐剂量为 0.4～0.8 mg，静脉注射，作用维持时间短。对长效呼吸抑制药如美沙酮过量者，首次静脉注射后，继续以 0.4～2.0 mg/h 速度静脉滴注，持续 12～24 小时。

应用呼吸兴奋剂时注意：①保持气道通畅。②有心功能不全或 ARDS 时不宜使用。③观察不良反应，如尼可刹米可致心动过速、血压升高、肌肉震颤或僵直、咳嗽、呕吐、出汗等症状。

2.糖皮质激素

严重支气管哮喘患者对支气管扩张药无效时，给予糖皮质激素治疗。氢化可的松 2 mg/kg，静脉注射，继而 0.5 mg/(kg · h)，静脉滴注；或甲泼尼龙 40～125 mg 静脉注射，每 6 小时 1 次。吸入性糖皮质激素对严重支气管哮喘无效。ARDS 患者发病后 7～10 天应用糖皮质激素可减少肺纤维化。

应用糖皮质激素时注意：①用糖皮质激素期间应经常检测血糖，以便及时发现类固醇性糖尿病。②防止各种感染的发生，特别是防止多重感染的发生。③为减少对胃肠道的刺激，加用胃黏膜保护药物。

3.镇静药

预防呼吸衰竭患者的氧输送与氧消耗比例失常。

(1)丙泊酚：用于维持镇静，为短效静脉全身麻醉药，起效迅速，无明显蓄积，停药后苏醒快而完全。根据患者病情及所需镇静深度，可在静脉注射 0.2～0.7 mg/kg负荷量后，以 0.3～4.0 mg/(kg · h)持续静脉微量注射泵输入，保持患者镇静,可使患者耐受机械通气。小儿禁用丙泊酚镇静。

(2)咪达唑仑:咪达唑仑为最新的苯二氮䓬类药物,起效和消除迅速。咪达唑仑 1～2 mg 静脉注射,根据病情需要也可持续静脉微量注射泵输入。

应用镇静药时注意:①应用镇静药时必须建立人工气道和机械通气。②定时评估患者精神状态,防止镇静过深。③丙泊酚可致血压下降需动态观察血压变化。

4.肌肉松弛药

应用于人机对抗时,消除自主呼吸;减少心肺功能不全者的氧消耗。常选用非去极化性肌肉松弛药。常用药物有潘库溴铵、阿曲库铵和维库溴铵。应用肌肉松弛药时注意:①必须在机械通气下使用。②必须先使用镇静药后使用肌肉松弛药。

5.祛痰药

呼吸系统感染常产生黏稠痰液。祛痰药能降低气道分泌物的黏滞性,有利于气道分泌物的清除。常用药物为氨溴索,可静脉注射,也可雾化吸入。应用祛痰药时注意与胸部物理治疗相结合。

(三)病情观察

1.观察生命体征

(1)呼吸:观察呼吸节律、频率、幅度。正常人呼吸频率为 16～20 次/分,新生儿为 30～40 次/分,呼吸幅度均匀,节律规则。成人自主呼吸频率超过 20 次/分,提示呼吸功能不全。超过 30 次/分,常需要机械辅助通气。呼吸节律改变提示脑干呼吸中枢病变或脑水肿。听诊两肺呼吸音是否对称,听诊顺序:肺尖—前胸—侧胸—背部,左右对比,有无痰鸣音、哮鸣音、湿啰音,是否伴咳嗽、咳痰,注意患者对治疗的反应。

(2)心率、心律:观察心率、心律变化。缺氧早期心脏发生代偿作用,导致心率增快。严重缺氧可出现各种类型的心律失常如窦性心动过缓、期前收缩、心室颤动等。如进一步加重,可发展为周围循环衰竭甚至心搏停止。气道吸引时可引起短暂缺氧会诱发各种心律失常,需及时发现和纠正。

(3)体温:建立人工气道及应用机械通气期间,患者鼻、咽、喉自然防御屏障功能丧失、咳嗽咳痰能力减弱或丧失、气道吸引及全身抵抗力下降等增加感染机会,体温波动较大。观察体温变化,有助于判断感染控制情况。当体温升高超过 38.5 ℃时,积极做好降温处理,遵医嘱留取细菌培养标本。

(4)意识:意识反映脑血流灌注和脑组织氧供情况。氧供正常时,患者意识清楚，定向力、计算力良好，能配合治疗。轻度缺氧时，患者兴奋、焦虑和烦躁不安。严重缺氧时出现意识模糊、嗜睡甚至昏迷。当患者出现意识异常时，注意安全防护，适当约束肢体，防止坠床与意外拔管。

2.血氧饱和度

原理：通过红外光传感器来测量毛细血管内氧合血红蛋白的含量。通过氧饱和度估计氧分压，氧饱和度小于95%，氧分压<10.7 kPa(80 mmHg)，显示轻度缺氧；氧饱和度小于90%，氧分压<8.0 kPa(60 mmHg)，显示中度缺氧；氧饱和度小于75%，氧分压<5.3 kPa (40 mmHg)，显示重度缺氧。影响脉搏血氧饱和度测定结果的有：末梢循环不良如低血压、血管收缩药、低温、动脉压迫等；指甲条件如灰指甲、涂抹指甲油等。对水肿或末梢循环较差的患者，应经常检查、更换检测部位。注意氧饱和度高低不能真正反映组织供氧情况，只能作为参考。

3.血气指标

动态测定血气指标有助于判断血液氧合及酸碱平衡状态，可作为诊断呼吸衰竭、指导机械通气参数调节、纠正酸碱失衡的重要依据。PaO_2 反映机体氧合情况，对诊断缺氧和判断缺氧程度有重要价值。$PaCO_2$ 是判断肺通气功能的重要参数。机械通气开始前及治疗后30分钟常规测定血气指标，以了解治疗效果。根据血气数据调整呼吸机参数。

第四节　急性一氧化碳中毒

一、概述

急性一氧化碳中毒是吸入较高浓度一氧化碳(CO)后引起的急性脑缺氧性疾病，少数患者可有迟发的神经精神症状，部分患者亦可有其他脏器的缺氧性改变。

二、病情观察与评估

(1)监测生命体征，观察患者有无体温升高、血压下降、呼吸浅快的临床表现。

(2)观察患者有无颜面潮红，口唇呈樱桃红色或口唇苍白或发绀。

(3)观察有无恶心、呕吐、步态蹒跚、大汗、大小便失禁、无尿等。

(4)观察有无头痛、头昏、意识模糊、嗜睡,甚至昏迷,有无瞳孔缩小或散大及抽搐等。

(5)评估患者的中毒程度。①轻度中毒:头痛、头昏、恶心、呕吐、四肢无力,有短暂的意识模糊。②中度中毒:颜面潮红、口唇呈樱桃红色、脉快多汗、步态蹒跚、嗜睡,甚至昏迷。③重度中毒:各种反射明显减弱或消失,大小便失禁、四肢湿冷、血压下降、潮式呼吸,瞳孔缩小、不等大或扩大等休克症状及脑水肿、酸中毒及肾功能不全等表现。

三、护理措施

(一)迅速脱离有毒现场

在房间内应立即开窗通风,将患者置于空气新鲜、通风良好处。

(二)氧疗

1.高流量吸氧

8~10 L/min,一般认为吸氧浓度>60%,持续 24 小时以上,则可能发生氧中毒。

2.高压氧治疗

尽早行高压氧治疗可以使血液中物理溶解氧增加,供组织、细胞利用,并使肺泡氧分压提高,可加速碳氧血红蛋白的解离,促进一氧化碳清除。

(三)用药护理

1.脑保护剂

遵医嘱使用保护脑细胞药物,如醒脑静、胞磷胆碱等,观察用药后的疗效。

2.脱水剂

重度一氧化碳中毒后 24~48 小时是脑水肿发展高峰期,应遵医嘱给予 20% 甘露醇注射液快速静脉滴注、地塞米松或氢化可的松静脉注射,防治脑水肿。

(四)防止意外受伤

抽搐者加床挡,防跌倒或坠床的发生,必要时使用舌钳防止舌咬伤。

(五)加强心理护理

必要时给予心理干预,防止再次自伤。

四、健康指导

(1)告知患者及家属安全用氧及高压氧治疗的注意事项。

(2)宣传有关一氧化碳中毒的防护知识。

(3)出院后 3 个月内门诊随访,一旦有不适及时就诊。

第五节 百草枯中毒

一、定义

百草枯(PQ)又名克芜踪,属于吡啶类除草剂,国内商品为 20%的百草枯溶液,是目前我国农村使用比较广泛的、毒性最大的除草剂之一,国外报道中毒病死率为 64%,国内有报道病死率高达 95%。

百草枯可经皮肤、呼吸道、消化道吸收,吸收后通过血液循环几乎分布于所有的组织器官,肺中浓度最高,肺纤维化常在第 5～9 天发生,2～3 周达到高峰,最终因肺纤维化呼吸窘迫综合征死亡。中毒机制与超氧离子的产生有关,急性中毒主要以肺水肿、肺出血、肺纤维化和肝、肾损害为主要表现。吸收后主要蓄积于肺组织,被肺泡Ⅰ、Ⅱ型细胞主动摄取和转运,经线粒体还原酶Ⅱ、细胞色素 C还原酶催化,产生超氧化物阴离子(O_2)、羟自由基(OH-)过氧化氢(H_2O_2)等,引起细胞膜脂质过氧化,造成细胞破坏,导致多系统损害。

二、护理评估

(1)评估神志、面色、呼吸、氧饱和度。

(2)询问服用毒物名称、剂量、时间,服毒前后是否饮酒,是否在当地医院洗胃或采取其他抢救措施。

(3)了解患者的生活史、过去史、近期精神状况等。

(4)查看药液是否溅在皮肤上或双眼上。

(5)局部皮肤有否擦伤。

(6)评估患者有无洗胃的禁忌证。

(7)体位、饮食、活动、睡眠状况。

(8)皮肤颜色,尿量、尿色。

(9)心理状况:有无紧张、焦虑等心理反应。

(10)家庭支持和经济状况。

(11)实验室检查:血常规、电解质、肝功能、肾功能。

(12)辅助检查：胸部X线片、CT。

(13)用药的效果及不良反应。

三、护理问题/关键点

舌、口及咽部烧灼疼痛；咳嗽；进行性呼吸困难；发绀；少尿；黄疸；恐惧。

四、护理措施

(1)无心跳呼吸者立即给予心肺脑复苏及进一步生命支持；有心跳呼吸者，清除口鼻分泌物，保持呼吸道通畅；昏迷患者去枕平卧位，头偏向一侧，并给予持续心电监护、血压、氧饱和度监测。

(2)立即洗胃：患者来院后立即洗胃，洗胃时洗胃液体温度要适宜，适宜温度即可避免促进毒物吸收，又可避免因温度低而使患者发生寒战等不良反应，每次注入量以200～300 mL为宜，若超过500 mL，会促进胃内容物进入肠道，影响洗胃效果。

(3)清除体内尚未吸收的毒物，在尽早洗胃的基础上，口服20%甘露醇导泻，口服活性炭吸附毒物。

(4)开通静脉通路，根据患者情况给予胃黏膜保护剂、保肝药物，给予抗氧化剂(如维生素C)及抗生素等。尽早应用激素、抗自由基药物，尽早应用大剂量激素可预防肺纤维化的形成。激素应早期、足量、全程使用。

(5)密切观察病情变化：百草枯中毒后密切观察患者意识状态、瞳孔、心率、心律、血压、脉搏、呼吸、血氧饱和度等情况，发现异常及时报告医师，积极抢救。准确记录尿量，必要时留置尿管，观察尿液性状、颜色，有无肉眼血尿、茶色尿，有无少尿、无尿症状出现。观察呕吐物及大便颜色、性状及量，以判断有无消化道出血，还要防止呕吐物误吸入呼吸道引起窒息。特别注意有无肺损害现象，因百草枯对机体各个组织器官有严重损害，尤以肺损害为主。应密切观察呼吸的频率、节律，有无胸闷、咳嗽及进行性呼吸困难，有无呼吸道梗阻及咯血等。

(6)口腔护理：百草枯具有腐蚀性，口服2～3天可出现口腔黏膜、咽喉部糜烂溃疡，舌体、扁桃体肿大疼痛，黏膜脱落易继发感染。在护理过程中要特别注意保持口腔清洁，可用生理盐水及利多卡因溶液交替含漱，随时保持口腔清洁，减少因分泌物渗出引起的粘连、出血、感染。出现腹部疼痛、消化道出血时，给予止血药物，并仔细观察大便的颜色、性状、次数和量。

(7)呼吸道护理：由于肺是百草枯毒性作用的靶器官，进入人体的百草枯被组织细胞摄取后在肺内产生氧自由基，造成细胞膜脂质氧化，破坏细胞结构，引起细胞肿胀、变性、坏死，进而导致肺内出血、肺水肿、透明膜变性或纤维细胞增生。肺纤维化多在中毒后5～9天内发生，2周或3周达高峰。因此，应保持呼吸道通畅，鼓励患者深呼吸，用力咳嗽，积极进行肺功能锻炼，定期进行胸部X线检查，发现异常及时处理。

(8)肾功能的监测：百草枯中毒可造成肾小管急性坏死，导致不同程度的肾功能损害。百草枯中毒1～3天即可出现肾功能损害，在中毒12小时，患者即可出现蛋白尿及血尿，甚至出现肾功能衰竭。尿量是反映肾功能情况最直接的指标，严格记录24小时尿量，观察尿量及有无尿频、尿急、尿痛等膀胱刺激症状；根据尿量调整输液量及输液速度，发现少尿或多尿，要及时报告医师，定期做血生化、尿常规化验。

(9)饮食护理：禁食期过后鼓励患者饮食，早期如牛奶、米汤等，逐渐加入鸡蛋、瘦肉等高蛋白、高维生素、高碳水化合物类食品，如因咽喉部疼痛不能进食时，可于进食前给予利多卡因稀释后含漱，以减轻疼痛，必要时给予鼻饲，以保证营养供给。

(10)基础护理：患者入院后立即脱去污染衣物并清洗皮肤，有呕吐者，随时更换衣服及床单，给患者创造一个整洁、舒适的环境；同时加强营养支持，按医嘱要求完成当天补液量及输入各种药物。

(11)心理护理：服药中毒后给患者造成的身心痛苦及预后的担忧使之产生焦虑、恐惧心理，护理人员应同情、理解患者，给患者讲解治疗措施对抢救生命的重要性，加强心理疏导、安慰。多给予劝导、鼓励，尽可能满足患者的合理要求，帮助患者渡过情绪的低谷，使其能积极配合治疗与护理。

五、护理评价

(1)患者生命体征是否稳定。

(2)洗胃是否彻底。

(3)患者有无并发症发生。

六、健康教育

(1)向患者和家属讲解此病的疗程，让患者和家属积极配合治疗。

(2)普及防毒知识，讲解口服百草枯的毒性和危害性。

(3)定期随访，了解患者的活动能力和生存质量。

第六节 电 击 伤

一、定义

电击伤(亦称触电)是指当一定的电流或电能量(静电)通过人体后致使机体组织损伤或功能障碍,甚至死亡的病理过程,一般常见于违章用电、电器年久失修、漏电、雷击及意外事故等。电击伤可以分为超高压电或雷击伤、高压电伤和低压电伤3种。

二、临床表现

轻者仅有瞬间感觉异常,重者可致死亡。

(一)全身表现

1.轻型

表现为精神紧张,表情呆滞、面色苍白、四肢软弱、呼吸及心搏加速。敏感患者可发生晕厥、短暂意识丧失。

2.重型

表现为神志清醒,患者有恐惧、心悸和呼吸频率快;昏迷患者则出现肌肉抽搐、血压下降、呼吸由浅快转为不规则以至停止,心律失常,很快导致心搏骤停。

(二)局部表现

主要表现为电流通过的部位出现电灼伤。

1.低压电引起的灼伤

伤口小,呈椭圆形或圆形,焦黄或灰白色,干燥,边缘整齐,与正常皮肤分界清楚,一般不损伤内脏。如有衣服点燃,可出现与触电部位无关的大面积烧伤。

2.高压电引起的烧伤

烧伤面积不大,但可深达肌肉、血管、神经和骨骼,有“口小底大,外浅内深”的特征;肌肉组织常呈夹心性坏死;电流可造成血管壁变性、坏死或血管栓塞,从而引起继发性出血或组织的继发性坏死。

(三)并发症

可有短期精神异常、心律失常、肢体瘫痪、继发性出血或血供障碍、局部组织坏死继发感染、急性肾功能障碍、内脏破裂或穿孔、周围性神经病、永久性失明或耳聋等。孕妇电击后常发生死胎、流产。

三、病因及发病机制

(一)病因

1.人体直接接触电源

如电动机、变压器等电器设备不检修,不装接地线;不懂安全用电知识,自行安装电器;家用电器漏电而手直接接触开关等。

2.电流或静电电荷经空气或其他介质电击人体

因台风、火灾、地震、房屋倒塌等使高压线断后掉在地上,在高压和超高压电场中,10 cm 内都有电击伤的危险;在大树下避雷雨,衣服被淋湿后更易被雷击。

(二)发病机制

电击伤主要发病机制是组织缺氧。人体作为导体,在接触电流时,即成为电路中的一部分。电击通过产热和电化学作用引起人体器官生理功能障碍,如抽搐、心室颤动、呼吸中枢麻痹或呼吸停止等,以及组织损伤。电击伤对人体的危害与接触电压高低、电流强弱、电流类型、频率高低、电流接触时间、电流接触部位、电流方向和所在环境的气象条件都有密切关系。

(1)电流类型:同样电压下,交流电比直流电的危险性大 3 倍。交流电能使肌肉持续抽搐,能牵引住接触者,使其脱离不开电流,因而危险性较直流电大。

(2)电流强度:一般而论,通过人体的电流越强,对人体造成的损害越重,危险也越大。

(3)电压高低:电压越高,流经人体的电流越大,机体受到的损害也越严重。

(4)电阻大小:在一定电压下,皮肤电阻越低,通过的电流越大,造成的损伤越大。

(5)电流接触时间:电流对人体的损害程度与接触电源时间成正比。

(6)通电途径:电流通过人体的途径不同,对人体造成的伤害也不同。

四、辅助检查

早期可出现肌酸磷酸激酶(CK)及其同工酶(CK-MB)/乳酸脱氢酶(LDH)、丙氨酸氨基转移酶(ALT)的活性增高。尿液检测可见血红蛋白尿或肌红蛋白尿。

五、诊断要点

(一)病史

患者有明确的触电史或被雷、电击伤史。

(二)诊断注意事项

应了解有无从高处坠落或被电击抛开的情节,注意颈椎损伤、骨折和内脏损伤的可能性。监测血 LDH、CK-MB、淀粉酶,尿肌红蛋白,肝、肾功能等,可辅助判断组织器官损伤程度。有些患者触电后,心跳和呼吸极其微弱,甚至暂时停止,处于"假死状态",因此要认真鉴别,不可轻易放弃对触电患者的抢救。

六、治疗要点

救治原则为迅速脱离电源,争分夺秒地实施有效的心肺复苏及心电监护。

(一)现场急救

1.迅速脱离电源

根据触电现场情况,采用最安全、最迅速的办法脱离电源。

(1)切断电源:拉开电源闸刀或者拔除电源插头。

(2)挑开电线:应用绝缘物或干燥的木棒、竹竿、扁担等将电线挑开。

(3)拉开触电者:施救者可穿胶鞋,站在木凳上,用干燥的绳子、围巾或干衣服等拧成条状套在触电者身上拉开触电者。

(4)切断电线:如在野外或远离电源及存在电磁场效应的触电现场,施救者不能接近触电者,不便将电线挑开时,可用干燥绝缘的木柄刀、斧或锄头等物将电线斩断,中断电流,并妥善处理残端。

2.防止感染

现场应保护好电烧伤创面,防止感染。

3.轻型触电者:

就地观察及休息 1～2 小时,以减轻心脏负荷,促进恢复。

4.重型触电者

对心搏骤停或呼吸停止者,应立即实施心肺复苏术。

(二)院内急救

1.维持有效呼吸

呼吸停止者应立即气管插管,给予呼吸机辅助通气。

2.补液

低血容量性休克和组织严重电烧伤的患者，应迅速给予静脉补液，补液量较同等面积烧伤患者要多。

3.纠正心律失常

最严重的心律失常是心室颤动，室颤者应尽早给予除颤。

4.创面处理

创面应用无菌液冲洗后以无菌敷料包扎，局部坏死组织如与周围组织分界清楚，应在伤后3～6天及时切除焦痂。如皮肤缺损较大，则需植皮治疗，必要时应用抗生素和破伤风抗毒素注射液（TAT）预防破伤风的发生。

5.筋膜松解术和截肢

肢体受高压电热灼伤，大块软组织灼伤引起的局部水肿和小血管内血栓形成，可使电热灼伤远端肢体发生缺血性坏死，因而有时需要进行筋膜松解术，减轻灼伤部位周围压力，改善肢体远端血液循环，严重时可能需要做截肢手术。

6.对症处理

预防感染，纠正水和电解质紊乱，抗休克，防治应激性溃疡、脑水肿、急性肾功能衰竭等。

七、护理问题

（一）焦虑/恐惧

其与电击伤后出现短暂的电休克、担心植皮、截肢（指、趾）、电击伤知识的缺乏有关。

（二）皮肤完整性受损

其与皮肤烧伤，失去皮肤屏障功能有关。

（三）心排血量减少

其与电击伤后心律失常有关。

（四）体液不足

其与大面积电击伤后大量体液自创面丢失、血容量减少有关。

（五）疼痛

其与电击伤后创面疼痛及局部炎症有关。

（六）潜在并发症

急性肾功能衰竭、感染、继发性出血、高钾血症。

八、护理措施

(一)即刻护理

心搏骤停或呼吸骤停者应立即实施心肺复苏术,应配合医师做好抢救,尽早尽快建立人工气道和机械通气,注意清除气道内分泌物。

(二)用药护理

尽快建立静脉通路,根据医嘱给予输液,恢复循环容量。应用抗生素后所造成的厌氧菌感染,遵医嘱注射破伤风抗毒素预防发生破伤风。

(三)合并伤的护理

因触电后弹离电源或自高空跌下,常伴有颅脑伤、气胸、血胸、内脏破裂、四肢与骨盆骨折等合并伤。搬运过程注意保护颈部、脊柱和骨折处,配合医师做好抢救。如有颅脑外伤、心搏呼吸停止时间较长、伤员昏迷不醒等情况,应遵医嘱在伤员头部放置冰袋,并快速静脉滴注 20%甘露醇 250 mL 或 50%葡萄糖溶液 60~100 mL,脱水降低颅压,防止脑疝引起患者突然死亡。

(四)严密观察病情变化

1.密切监测生命体征变化

测量呼吸、脉搏、血压及体温。注意呼吸频率,判断有无呼吸抑制及窒息发生;注意患者神志变化,对清醒患者应予心理安慰,消除其恐惧心理,同时注意患者出现电击后精神兴奋症状,应说服患者休息。

2.心律失常的监测

复苏后患者尤其应仔细检查心率和心律,每次心脏听诊应保持 5 分钟以上,判断有无心律失常。

3.肾功能监测

观察尿的颜色和量的变化,对严重肾功能损害或脑水肿损害使用利尿药和脱水剂者,应准确记录尿量。

(五)加强基础护理

保持患者局部伤口敷料的清洁、干燥,防止脱落。观察创面颜色、气味,有无发绀、干性坏死等,警惕糜烂坏死组织腐蚀血管致大出血。保守治疗效果不好的,应及早截肢,并遵医嘱应用止痛药,注意观察患者有无幻肢痛。做好口腔和皮肤护理,预防发生口腔感染和压疮等。

(六)心理护理

医务人员应沉着冷静，操作熟练，多与患者进行肢体接触和眼神沟通，给患者更多的信任感；同时多安慰患者，告知其治疗方法、过程及效果，鼓励患者表达自身感受，教会患者自我放松的方法；适当延长患者家属探视时间，家属的关心、鼓励和陪伴能够给予患者更多战胜疾病的信心。

(七)健康教育

教育患者出院后自我保健知识、普及安全用电知识，尤其应加强学龄前儿童和小学生的安全用电知识教育。

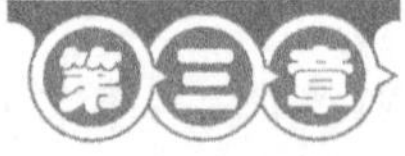

妇科护理

第一节　外阴炎与阴道炎

一、外阴炎

外阴炎是妇科常见病，是外阴部的皮肤与黏膜的炎症，可发生于任何年龄，以生育期及绝经后妇女多见。

（一）护理评估

1.健康史

（1）病因评估：外阴炎主要指外阴部的皮肤与黏膜的炎症，以大、小阴唇为多见。由于外阴与尿道、肛门、阴道邻近且暴露，同时，阴道分泌物、月经血、产后的恶露、尿液、粪便的刺激、糖尿病患者的糖尿的长期浸渍，均可引起外阴不同程度的炎症，此外，穿化纤内裤、紧身内裤，使用卫生巾使局部透气性差等，均可诱发外阴部的炎症。

（2）病史评估：评估有无外阴炎的因素存在，有无糖尿病、阴道炎病史。

2.身心状况

（1）症状：外阴瘙痒、疼痛、红、肿、灼热，性交及排尿时加重。

（2）体征：局部充血、肿胀、糜烂，常有抓痕，严重者形成溃疡或湿疹。慢性炎症者，外阴局部皮肤或黏膜增厚、粗糙、皲裂等。

（3）心理-社会状况：了解病程，了解患者对症状的反应，有无烦躁、不安等心理。

（二）护理诊断及合作性问题

（1）皮肤或黏膜完整性受损：与皮肤黏膜炎症有关。

（2）舒适改变：与外阴瘙痒、疼痛、分泌物增多有关。

(3)焦虑:与性交障碍、行动不便有关。

(三)护理目标

(1)患者皮肤与黏膜完整。

(2)患者病情缓解或好转,舒适感增加。

(3)患者情绪稳定,积极配合治疗与护理。

(四)护理措施

1.一般护理

炎症期间宜进食清淡且富含营养的食物,禁食辛辣、刺激性食物。

2.心理护理

患者常出现烦躁不安、焦虑紧张,应帮助患者树立信心,减轻心理负担,坚持治疗,讲究卫生。

3.病情监护

积极寻找病因,消除刺激源。

4.治疗护理

(1)治疗原则:去除病因,积极治疗原发病,如阴道炎、尿瘘、粪瘘、糖尿病等。

(2)治疗配合:保持外阴清洁干燥,局部使用约40 ℃的1∶5 000高锰酸钾溶液坐浴,每天2次,每次15～30分钟,5～10次为1个疗程。如有破溃,可涂抗生素软膏或紫草油,急性期可用物理治疗。

(五)健康指导

(1)卫生宣教,指导妇女穿棉质内裤,减少分泌物刺激,对公共场所,如游泳池、公共浴室等谨慎出入,注意经期、孕期、产期及流产后的生殖道清洁,防止感染。

(2)定期妇科检查,积极参与普查与普治。

(3)指导用药方法及注意事项。

(4)加强性道德教育,纠正不良性行为。

(六)护理评价

(1)患者诉说外阴瘙痒症状减轻,舒适感增加。

(2)患者焦虑缓解或消失,掌握了卫生保健常识,能养成良好卫生习惯。

二、前庭大腺炎

细菌侵入前庭大腺腺管内致腺管充血、水肿称为前庭大腺炎。

(一)护理评估

1.健康史

(1)病因评估:前庭大腺腺管开口位于小阴唇与处女膜之间,在性交、流产、分娩或其他情况污染外阴部时,病原体易侵入引起炎症,因此,以育龄妇女多见,主要病原体为葡萄球菌、链球菌、大肠埃希菌、淋病奈瑟菌及沙眼衣原体等。急性炎症发作时,细菌先侵犯腺管,腺管口因炎症肿胀阻塞,渗出物不能排出,积存而形成脓肿,称为前庭大腺脓肿(又称巴氏腺脓肿),多发于一侧。如急性炎症消退,腺管口粘连阻塞,分泌物不能外流,脓液转清,则形成前庭大腺囊肿,多为单侧,大小不等,可持续数年不增大。患者往往无自觉症状。

(2)病史评估:了解患者有无反复的外阴感染史及卫生习惯。

2.身心状况

(1)症状:初起时局部肿胀、疼痛、烧灼感,行走不便,可伴有大小便困难等。有时可出现发热等全身症状(表 3-1)。

表 3-1 前庭大腺炎临床类型及身体状况

临床类型	身体状况
急性期	(1)大阴唇下 1/3 处疼痛、肿胀,严重时行走受限。检查局部可见皮肤红、肿、热、压痛。 (2)脓肿形成时,可触及波动感,脓肿直径可达 5~6 cm,可自行破溃。如破口大,引流通畅,脓液流出后炎症消退;如破口小,引流欠佳,炎症持续不退或反复发作。 (3)可出现全身不适、发热等症状
慢性期	慢性期囊肿形成,患者感到外阴部有坠胀感或性交不适。检查时局部可触及囊性肿物,大小不一,有时可反复急性发作

(2)体征:外阴部皮肤红肿、压痛明显。当脓肿形成时,疼痛加剧,并可触及波动感,脓肿直径可达5~6 cm。

(3)心理-社会状况:了解病程,了解患者对症状的反应,有无烦躁、不安等心理,患者常有因害羞或怕痛而未及时诊治的心理障碍。

(二)辅助检查

取前庭大腺开口处分泌物做细菌培养,确定病原体。

(三)护理诊断及合作性问题

(1)皮肤完整性受损:与脓肿自行破溃或手术切开引流有关。

(2)疼痛:与局部炎症刺激有关。

(四)护理目标

(1)患者皮肤保持完整。

(2)疼痛缓解或好转。

(五)护理措施

1.一般护理

急性期患者应卧床休息,饮食应易消化、富含营养。

2.心理护理

患者常常烦躁不安、焦虑紧张,应尊重患者,为患者保密,以解除其忧虑,使其积极治疗,帮助其建立治愈疾病的信心和生活的勇气。

3.病情监护

观察患者的生命体征,重点观察体温变化,观察伤口愈合情况。

4.治病护理

(1)治疗原则:急性期局部热敷或坐浴,抗生素消炎治疗;脓肿形成或囊肿较大时,切开引流或行囊肿造口术,保持腺体功能,防止复发。

(2)治疗配合:急性炎症发作时,取前庭大腺开口处分泌物做细菌培养,确定病原体。根据细菌培养结果和药物敏感试验选用抗生素口服或肌内注射。脓肿形成或囊肿较大时,切开引流或行囊肿造口术,并放置引流条。术后保持局部清洁,引流条每天更换一次,外阴部用 1∶5 000 氯己定棉球擦拭,每天擦洗外阴 2 次,也可用清热解毒中药热敷或坐浴,每天 2 次。

(六)健康指导

(1)向患者及家属讲解此病的病因及预防措施,指导患者注意外阴清洁卫生。

(2)告知患者及家属月经期、产褥期禁止性交;月经期应使用消毒卫生巾预防感染;术后注意事项及正确用药。告知患者相关卫生保健常识,养成良好卫生习惯。

(七)护理评价

(1)患者诉说外阴不适症状减轻,舒适感增加。

(2)患者接受医护人员指导,焦虑缓解或消失。

阴道炎是阴道黏膜及黏膜下结缔组织的炎症,是妇科常见病。正常健康妇女由于解剖结构、组织特点,阴道对病原体的侵入有自然防御功能。当各种因素导致自然防御功能降低,阴道内生态平衡遭到破坏时,病原体侵入导致阴道炎症。幼女及绝经后妇女由于雌激素缺乏，阴道上皮薄，阴道抵抗力低，比青春期及育龄期妇女更易受感染。

三、滴虫性阴道炎

滴虫性阴道炎是由阴道毛滴虫引起的最常见的阴道炎。阴道毛滴虫主要寄生于女性阴道，也可存在于尿道、尿道旁腺及膀胱。男性可存在于包皮皱襞、尿道及前列腺内。滴虫适宜生长在温度为 25 ℃～40 ℃，pH 为 5.2～6.6 的潮湿环境。月经前后，阴道内酸性减弱，接近中性，隐藏在腺体及阴道皱襞中的滴虫常得以繁殖，而发生滴虫性阴道炎。此病的传播途径有经性交的直接传播及经游泳池、浴盆、厕所、衣物、器械等途径的间接传播。

（一）护理评估

1.健康史

（1）病因评估：阴道毛滴虫呈梨形，体积为多核白细胞的 2～3 倍。滴虫顶端有 4 根鞭毛，体部有波动膜，后端尖并有轴柱凸出。活的滴虫透明无色，如水滴，鞭毛随波动膜的波动而活动（图 3-1）。阴道毛滴虫极易传播，pH 在 4.5 以下时便受到抑制甚至致死。pH 上升至 7.5 时，其繁殖可完全被抑制。在妊娠期和月经来潮前后，阴道 pH 升高，可使阴道毛滴虫的感染率和发病率升高。

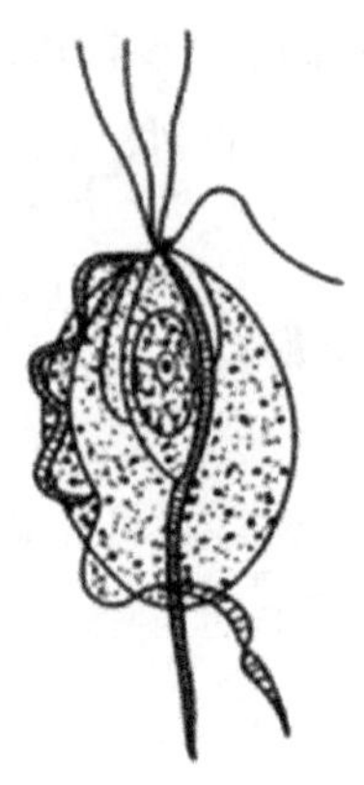

图 3-1　滴虫模式图

（2）病史评估：评估发作与月经周期的关系，既往阴道炎病史，个人卫生情况；分析感染经过；了解治疗经过。

2.身心状况

（1）症状：主要症状为白带呈稀薄泡沫状，量多及伴有外阴、阴道口瘙痒。如有其他细菌混合感染,白带可呈黄绿色、血性、脓性且有臭味。局部可有灼热、疼痛、性交痛。合并尿路感染,可有尿频、尿痛、血尿。阴道毛滴虫能吞噬精子,阻碍乳酸生成,影响精子在阴道内存活,可致不孕。

(2)体征:妇科检查时可见阴道黏膜充血,严重时有散在的出血点。有时可见阴道后穹隆处有液性或脓性泡沫状分泌物。

(3)心理-社会状况:患者常因炎症反复发作而烦恼,出现无助感。

(二)辅助检查

(1)悬滴法:在玻片上加1滴温生理盐水,自阴道后穹隆处取少许分泌物混于生理盐水中,用低倍镜检查,如有滴虫,可见其活动。阳性率可达80%~90%。取分泌物检查前24~48小时,避免性交、阴道灌洗及阴道上药。

(2)培养法:适于症状典型而悬滴法未见滴虫者,可用培养基培养,其准确率可达98%。

(三)护理诊断及合作性问题

(1)知识缺乏:缺乏对疾病传染途径的认识及缺乏阴道炎治疗的知识。

(2)舒适改变:与外阴瘙痒、分泌物增多有关。

(3)组织完整性受损:与分泌物增多、外阴瘙痒、搔抓有关。

(四)护理目标

(1)患者能说出疾病传染的途径、阴道炎的治疗与日常防护知识。

(2)患者分泌物减少.舒适度提高。保持组织完整性,无破损。

(五)护理措施

1.一般护理

注意个人卫生,保持外阴部清洁、干燥,避免搔抓外阴导致皮肤破损。

2.心理护理

解除患者因疾病带来的烦恼,减轻其对确诊后的心理压力,增强治疗疾病的信心。告知患者夫妇滴虫性阴道炎的传播途径、临床表现、治疗方法和注意事项,减轻他们的焦虑心理,同时鼓励他们积极配合治疗。

3.病情观察

观察患者的外阴瘙痒症状、阴道分泌物的量及颜色等。

4.治疗护理

(1)治疗原则:杀灭阴道毛滴虫,保持阴道的自净作用,防止复发,夫妻双方要同时治疗,切断直接传染途径。

(2)治疗配合:①局部治疗:增强阴道酸性环境,用1%乳酸溶液、0.5%醋酸溶液或1∶5 000高锰酸钾溶液冲洗阴道后,每晚睡前用甲硝唑200 mg,置于阴道后穹隆,每天一次,10天为1个疗程。②全身治疗:甲硝唑(灭滴灵)每次200~400 mg,每天3次,口服,10天为1个疗程。③指导患者正确用药,按疗程坚持用药,注意冲洗液的浓度、温度。④观察用药后反应:甲硝唑口服后偶见胃肠道反应,如食欲缺乏、恶心、呕吐、白细胞减少、皮疹等,一旦发现,应报告医师并停药。妊娠期、哺乳期妇女应慎用,因为药能通过胎盘进入胎儿体内,并可由乳汁排泄。

(六)健康指导

(1)做好卫生宣教,积极开展普查普治,消灭传染源,严格禁止滴虫阴道炎或带虫者进入游泳池。医疗单位做好消毒隔离,防止交叉感染。治疗期间勤换内裤,内裤、坐浴及洗涤用物应煮沸消毒5~10分钟以消灭病原体,禁止性生活,避免交叉或重复感染的机会。哺乳期妇女在用药期间或用药后24小时内不宜哺乳。经期暂停坐浴、阴道冲洗及阴道用药。

(2)夫妻应双双检查,男方若查出毛滴虫,夫妻应同治,有助于提高疗效,治疗期间应禁止性生活。

(3)治愈标准:治疗后应在每次月经干净后复查1次,连续3次均为阴性,方为治愈。

(七)护理评价

(1)患者自诉外阴不适症状减轻,舒适感增加,悬滴法试验连续3个周期复查为阴性。

(2)患者正确复述预防及治疗此疾病的相关知识。

四、外阴阴道假丝酵母菌病

外阴阴道假丝酵母菌病(vulvovaginal candidiasis,VVC)也称外阴阴道念珠菌病,是一种常见的外阴、阴道炎,80%~90%的病原体为白假丝酵母菌,其发病率仅次于滴虫阴道炎。白假丝酵母菌是真菌,不耐热,加热至60 ℃,持续1小时,即可死亡;但对干燥、日光、紫外线及化学制剂的抵抗力较强。

(一)护理评估

1.健康史

(1)病因评估:念珠菌为条件致病菌,可存在于口腔、肠道和阴道中而不引起症状。当阴道内糖原增多、酸度增加、局部细胞免疫力下降时，念珠菌可繁殖并引起炎症，故外阴阴道假丝酵母菌病多见于孕妇、糖尿病患者及接受大量雌激素治疗者。此外，长期应用抗生素、服用类固醇皮质激素或免疫缺陷综合征等，可以改变阴道内微生物之间的相互制约关系，易发此症；紧身化纤内裤、肥胖可使会阴局部的温度及湿度增加，也易使念珠菌得以繁殖而引起感染。

(2)传播途径评估：①内源性感染为主要感染，假丝酵母菌除寄生阴道外，还可寄生于人的口腔、肠道，这些部位的假丝酵母菌可互相传染。②通过性交直接传染。③通过接触感染的衣物等间接传染。

(3)病史评估：了解有无糖尿病及长期使用抗生素、雌激素、类固醇皮质激素病史，了解个人卫生习惯及有无不洁性生活史。

2.身心状况

(1)症状：外阴、阴道奇痒，坐卧不安，痛苦异常，可伴有尿痛、尿频、性交痛。阴道分泌物为干酪样或豆渣样。

(2)体征：妇科检查见小阴唇内侧、阴道黏膜红肿并附着白色块状薄膜，容易剥离，下面为糜烂及溃疡。

(3)心理-社会状况：患者常因外阴瘙痒痛苦不堪，由于影响休息与睡眠，产生忧虑与烦躁，评估患者心理障碍及影响疾病治疗的原因。

3.辅助检查

(1)悬滴法：在玻片上加 1 滴温生理盐水，自阴道后穹隆处取少许分泌物混于生理盐水中，用低倍镜检查，若找到白假丝酵母菌的芽孢和假菌丝即可确诊。

(2)培养法：适于症状典型而悬滴法未见白假丝酵母菌者，可用培养基培养。

(二)护理诊断及合作性问题

1.焦虑

焦虑与易复发，影响休息与睡眠有关。

2.组织完整性受损

组织完整性受损与分泌物增多、外阴瘙痒、搔抓有关。

(三)护理目标

(1)患者情绪稳定，积极配合治疗与护理。

(2)患者病情改善，舒适度提高。

(3)保持组织完整性，组织无破损。

(四)护理措施

1.一般护理

注意个人卫生,保持外阴部清洁、干燥,避免搔抓外阴以免皮肤破损。

2.心理护理

向患者讲解外阴阴道假丝酵母菌病的病因、治疗方法和注意事项等,消除患者的顾虑和焦虑心理,使其积极配合治疗。

3.病情观察

观察患者的外阴瘙痒症状、阴道分泌物的量及颜色等。

4.治疗护理

(1)治疗原则:消除诱因,改变阴道酸碱度,根据患者情况选择局部或全身应用抗真菌药杀灭致病菌。

(2)用药护理:①局部治疗,用2%～4%碳酸氢钠溶液冲洗阴道或坐浴,再选用制霉菌素栓剂、克霉唑栓剂、咪康唑栓剂等置于阴道内,一般7～10天为1个疗程。②全身用药,若局部用药效果较差或病情顽固者,可选用伊曲康唑、氟康唑、酮康唑等口服。③用药注意,孕妇要积极治疗,否则阴道分娩时新生儿易感染发生鹅口疮。妊娠期坚持局部治疗,禁用口服唑类药物。勤换内裤,内裤、坐浴及洗涤用物应煮沸消毒5～10分钟以消灭病原体,避免交叉和重复感染的机会。④用药护理,嘱阴道灌洗或坐浴应注意药液浓度和治疗时间,灌洗药物要充分溶化,温度一般为40 ℃,切忌过烫,以免烫伤皮肤。

(五)健康指导

(1)做好卫生宣教,养成良好的卫生习惯,每天洗外阴、换内裤。切忌搔抓。

(2)约15%的男性与女性患者接触后患有龟头炎,对有症状的男性也应进行检查与治疗。

(3)鼓励患者坚持用药,不随意中断疗程。

(4)嘱积极治疗糖尿病等疾病,正确使用抗生素、雌激素,以免诱发外阴阴道假丝酵母菌病。

(六)护理评价

(1)患者分泌物减少,性状转为正常,舒适感增加。

(2)患者正确复述预防及治疗此疾病的相关知识,做到积极配合并坚持治疗。

五、萎缩性阴道炎

萎缩性阴道炎属于非特异性阴道炎，常见于绝经后及卵巢切除后或盆腔放射治疗（简称放疗）者。绝经后的萎缩性阴道炎又称老年性阴道炎。

（一）护理评估

1.健康史

（1）病因评估：①妇女绝经后；②手术切除卵巢；③产后闭经；④药物假绝经治疗；⑤盆腔放疗后等。由于雌激素水平降低，阴道上皮萎缩变薄，上皮细胞内糖原减少，阴道内 pH 增高，阴道自净作用减弱，局部抵抗力降低，致病菌入侵后易繁殖引起炎症。

（2）病史评估：了解有无糖尿病及长期使用抗生素、雌激素、类固醇皮质激素病史；了解个人卫生习惯及有无不洁性生活史；了解有无进行盆腔放疗等。

2.身心状况

（1）症状：白带增多，多为黄水状，严重感染时可呈脓性，有臭味。黏膜有浅表溃疡时，分泌物可为血性，有的患者可有点滴出血，可伴有外阴瘙痒、灼热、尿频、尿痛、尿失禁等症状。

（2）体征：妇科检查可见阴道皱襞消失，上皮菲薄，黏膜出血，表面可有小出血点或片状出血点；严重时可形成浅表溃疡，阴道弹性消失、狭窄，慢性炎症、溃疡还可引起阴道粘连，导致阴道闭锁。

（3）心理-社会状况：老年人常因思想比较保守，不愿就医而出现无助感。有些患者常因知识缺乏而病急乱投医，因此，应注意评估影响患者不愿就医的因素及家庭支持系统。

3.辅助检查

取分泌物检查，悬滴法排除滴虫性阴道炎和外阴阴道假丝酵母菌病；有血性分泌物时，常需做宫颈刮片或分段诊刮排除宫颈癌和子宫内膜癌。

（二）护理诊断及合作性问题

（1）舒适改变：与外阴瘙痒、疼痛、分泌物增多有关。

（2）知识缺乏：与缺乏绝经后妇女预防保健知识有关。

（3）有感染的危险：与局部分泌物增多、破溃有关。

（三）护理目标

（1）患者分泌物减少，性状转为正常，舒适感增加。

(2)患者正确复述预防及治疗此疾病的相关知识,做到积极配合并坚持治疗。

(3)患者无感染发生或感染被及时发现和控制,体温、血常规正常。

(四)护理措施

1.一般护理

嘱患者保持外阴清洁,勤换内裤。穿棉织内裤,减少刺激等。

2.心理护理

使患者了解老年性阴道炎的病因和治疗方法,减轻其焦虑;对卵巢切除、放疗者给予心理安慰与相关医学知识解释,增强其治疗疾病的信心;解释雌激素替代疗法可缓解症状,帮助其建立治愈疾病的信心。

3.病情观察

观察白带性状、量、气味,有无外阴瘙痒、灼热及膀胱刺激症状等。

4.治疗护理

(1)治疗原则:增强阴道黏膜的抵抗力,抑制细菌生长繁殖。

(2)治疗配合:①增加阴道酸度,用0.5%醋酸或1%乳酸溶液冲洗阴道,每天1次。阴道冲洗后,将甲硝唑200 mg或氧氟沙星200 mg,放入阴道深部,每天1次,7~10天为1个疗程。②增加阴道抵抗力,针对病因给予雌激素制剂,可局部用药,也可全身用药。将己烯雌酚0.125~0.25 mg,每晚放入阴道深部,4天为1个疗程。③全身用药,可口服尼尔雌醇,首次4 mg,以后每2~4周1次,每晚2 mg,维持2~3个月。

(五)健康指导

(1)对围绝经期、老年妇女进行健康教育,使其掌握预防老年性阴道炎的措施及技巧。

(2)指导患者及其家属阴道灌洗、上药的方法和注意事项。用药前洗净双手及会阴,减少感染的机会。自己用药有困难者,指导其家属协助用药或由医务人员帮助使用。

(3)告知使用雌激素治疗可出现的症状,嘱乳腺癌或子宫内膜癌患者慎用雌激素制剂。

(六)护理评价

(1)患者分泌物减少,性状转为正常,舒适感增加。

(2)患者正确复述预防及治疗此疾病的相关知识,做到积极配合并坚持治疗。

第二节 子宫颈炎

子宫颈炎是指子宫颈发生的急性/慢性炎症。子宫颈炎是妇科常见疾病之一，包括宫颈阴道部炎症及宫颈管黏膜炎症。临床上分为急性子宫颈炎和慢性子宫颈炎。临床多见的子宫颈炎是急性子宫颈管黏膜炎，若急性子宫颈炎未经及时诊治或病原体持续存在，可导致慢性子宫颈炎症。

由于宫颈管黏膜上皮为单层柱状上皮，抗感染能力较差，当遇到多种病原体侵袭、物理化学因素刺激、机械性子宫颈损伤、子宫颈异物等，引起子宫颈局部充血、水肿，上皮变性、坏死，黏膜、黏膜下组织、腺体周围大量中性粒细胞浸润，或子宫颈间质内有大量淋巴细胞、浆细胞等慢性炎细胞浸润，可伴有子宫颈腺上皮及间质增生和鳞状上皮化生。因子宫颈阴道部鳞状上皮与阴道鳞状上皮相延续，亦可由阴道炎症引起宫颈阴道部炎症。

病原体种类：①性传播疾病的病原体主要是淋病奈瑟菌及沙眼衣原体。②内源性病原体，与细菌性阴道病病原体、生殖道支原体感染有关。

一、护理评估

(一)健康史

1.一般资料

年龄、月经史、婚育史，是否处在妊娠期。

2.既往疾病史

详细了解有无阴道炎、性传播疾病及子宫颈炎症的病史，包括发病时间、病程经过、治疗方法及效果。

3.既往手术史

详细询问分娩手术史，了解阴道分娩时有无宫颈裂伤；是否做过妇科阴道手术操作及有无宫颈损伤、感染史。

4.个人生活史

了解个人卫生习惯，分析可能的感染途径。

(二)生理状况

1.症状

(1)急性子宫颈炎：阴道分泌物增多，呈黏液脓性，阴道分泌物的刺激可引起外阴瘙痒及灼热感;可出现月经间期出血、性交后出血等症状;常伴有尿道症状,如尿急、尿频、尿痛。

(2)慢性子宫颈炎:患者多无症状,少数患者可有阴道分泌物增多,呈淡黄色或脓性,偶有接触性出血、月经间期出血,偶有分泌物刺激引起外阴瘙痒或不适。

2.体征

(1)急性子宫颈炎:检查见脓性或黏液性分泌物从子宫颈管流出;用棉拭子擦拭子宫颈管时,容易诱发子宫颈管内出血。

(2)慢性子宫颈炎:检查可见宫颈呈糜烂样改变,或有黄色分泌物覆盖子宫颈口或从子宫颈管流出,也可见子宫颈息肉或子宫颈肥大。

3.辅助检查

(1)实验室检查:分泌物涂片做革兰染色,中性粒细胞>30/高倍视野;阴道分泌物湿片检查白细胞>10/高倍视野;做淋菌奈瑟菌及沙眼衣原体检测,以明确病原体。

(2)宫腔镜检查:镜下可见血管充血,宫颈黏膜及黏膜下组织、腺体周围大量中性粒细胞浸润,腺腔内可见脓性分泌物。

(3)宫颈细胞学检查:宫颈刮片、宫颈管吸片,与宫颈上皮瘤样病变或早期宫颈癌相鉴别。

(4)阴道镜及活组织检查:必要时进行,以明确诊断。

(三)高危因素

(1)性传播疾病,年龄<25岁,多位性伴侣或新性伴侣且为无保护性交。

(2)细菌性阴道病。

(3)分娩、流产或手术致子宫颈损伤。

(4)卫生不良或雌激素缺乏,局部抗感染能力差。

(四)心理-社会因素

1.对健康问题的感受

是否存在因无明显症状,而不重视或延误治疗。

2.对疾病的反应

是否因病变在宫颈,又涉及生殖器官与性,而不愿及时就诊;或因阴道分泌物增多引起不适;或治疗效果不明显而烦躁不安;或遇有白带带血或接触性出血时,担心疾病的严重程度,疑有癌变而恐惧、焦虑。

3.家庭、社会及经济状况

家人对患者是否关心;家庭经济状况及是否有医疗保险。

二、护理诊断

(一)皮肤完整性受损

其与宫颈上皮糜烂及炎性刺激有关。

(二)舒适的改变

其与白带增多有关。

(三)焦虑

其与害怕宫颈癌有关。

三、护理措施

(一)症状护理

1.阴道分泌物增多

观察阴道分泌物颜色、性状、气味及量,选择合适的药液进行阴道冲洗。在不清楚种类时,不可滥用冲洗液,指导患者勤换会阴垫及内裤,保持外阴清洁干燥。

2.外阴瘙痒与灼痛

嘱患者尽量避免搔抓,防止外阴部皮肤破损,减少活动量,避免摩擦外阴。

(二)用药护理

药物治疗主要用于急性子宫颈炎。

1.遵医嘱用药

(1)经验性抗生素治疗:在未获得病原体检测结果前,采用针对衣原体的经验性抗生素治疗,阿奇霉素 1 g,单次顿服,或多西环素 100 mg,每天 2 次,连服 7 天。

(2)针对病原体的抗生素治疗:临床上除选用抗淋病奈瑟菌的药物外,同时应用抗衣原体感染的药物。对于单纯急性淋病奈瑟菌性子宫颈炎,常用药物有头孢菌素,如头孢曲松钠 250 mg,单次肌内注射,或头孢克肟 400 mg,单次口服等;对沙眼衣原体所致子宫颈炎,治疗药物有四环素类,如多西环素 100 mg,每天 2 次,连服 7 天。

2.用药观察

注意观察药物的不良反应，若出现不良反应，立即停药并通知医师。

3.用药注意事项

注意药物的半衰期及有效作用时间；注意药物的配伍禁忌；抗生素应现配现用。

4.用药指导

若病原体为沙眼衣原体及淋病奈瑟菌，应对性伴侣进行相应的检查和治疗。

（三）物理治疗及手术治疗的护理

1.宫颈糜烂样改变

若为无症状的生理性柱状上皮异位，无须处理；对伴有分泌物增多、乳头状增生或接触性出血，可给予局部物理治疗，包括激光、冷冻、微波等，也可以给予中药作为物理治疗前后的辅助治疗。

2.慢性子宫颈黏膜炎

针对病因给予治疗，若病原体不清可试用物理治疗，方法同上。

3.子宫颈息肉

配合医师行息肉摘除术。

4.子宫颈肥大

一般无须治疗。

（四）心理护理

（1）加强疾病知识宣传，引导患者正确认识疾病，以及时就诊，接受规范治疗。

（2）向患者解释疾病与健康的问题，鼓励患者表达自己的想法。对病程长、迁延不愈的患者，给予关心和耐心解说，告知疾病的过程及防治措施；对病理检查发现宫颈上皮有异常增生的病例，告知通过密切监测，坚持治疗，可阻断癌变途径，以缓解焦虑心理，增加治疗的信心。

（3）与家属沟通，让其多关心患者，支持患者，坚持治疗，促进康复。

四、健康指导

（一）讲解疾病知识

向患者讲解子宫颈炎的疾病知识，告知及时就诊和规范治疗的重要性。

（二）个人卫生指导

嘱患者保持外阴清洁，每天清洗外阴 2 次，养成良好的卫生习惯，尤其是经期、孕产期及产褥期卫生，避免感染发生。

（三）随访指导

告知患者，物理治疗后有分泌物增多，甚至有多量水样排液，在术后 1～2 周脱痂时可有少量出血，是创面愈合的过程，不必应诊；如出血量多于月经量则需到医院就诊处理；在物理治疗后2个月内禁止性生活、盆浴和阴道冲洗；治疗后经过 2 个月经周期，于月经干净后 3～7 天来院复查，评价治疗效果，效果欠佳者可进行第二次治疗。

（四）体检指导

坚持每 1～2 年做 1 次体检，以及早发现异常、早治疗。

五、注意事项

（1）治疗前，应常规做宫颈刮片行细胞学检查。

（2）在急性生殖器炎症期不做物理治疗。

（3）治疗时间应选在月经干净后 3～7 天内进行。

（4）物理治疗后可出现阴道分泌物增多，甚至有大量水样排液，在术后 1～2 周脱痂时可有少许出血。

（5）应告知患者，创面完全愈合时间为 4～8 周，期间禁盆浴、性交和阴道冲洗。

（6）物理治疗有引起术后出血、宫颈管狭窄、感染的可能，应定期复查，观察创面愈合情况直到痊愈，同时检查有无子宫颈管狭窄。

第三节　盆腔炎性疾病

盆腔炎性疾病（PID）是指女性上生殖道的一组炎性疾病，主要包括子宫内膜炎、输卵管炎、输卵管卵巢脓肿、盆腔腹膜炎。最常见的是输卵管炎及输卵管卵巢脓肿。

女性生殖系统具有比较完善的自然防御功能，当自然防御功能遭到破坏，或机体免疫力降低、内分泌发生变化或外源性病原体入侵而导致子宫内膜、输卵管、卵巢、盆腔腹膜、盆腔结缔组织发生炎症。感染严重时，可累及周围器官和组织，当病原体毒性强、数量多、患者抵抗力低时，常发生败血症及脓毒血症，若未得到及时治疗可能发生盆腔炎性疾病后遗症。

一、护理评估

(一)健康史

(1)了解既往疾病史、用药史、月经史及药物过敏史。

(2)了解流产、分娩的时间、经过及处理。

(3)了解本次患病的起病时间、症状、疼痛性质、部位、有无全身症状。

(二)生理状况

1.症状

(1)轻者无症状或症状轻微不易被发现，常表现为持续性下腹痛，活动或性交后加重；发热、阴道分泌物增多等。

(2)重者可表现为寒战、高热、头痛、食欲减退；月经期发病者可表现为经量增多、经期延长；腹膜炎者出现消化道症状，如恶心、呕吐、腹胀等；若脓肿形成，可有下腹包块及局部刺激症状。

2.体征

(1)急性面容、体温升高、心率加快。

(2)下腹部压痛、反跳痛及肌紧张。

(3)检查见阴道充血；大量脓性臭味分泌物从宫颈口外流；穹隆处有明显触痛；宫颈充血、水肿、举痛明显；子宫体增大有压痛且活动受限；一侧或双侧附件增厚，有包块，压痛。

3.辅助检查

(1)实验室检查：宫颈黏液脓性分泌物，或阴道分泌物0.9%氯化钠溶液湿片中见到大量白细胞；红细胞沉降率升高；血C反应蛋白升高；宫颈分泌物培养或革兰染色涂片淋病奈瑟菌阳性或沙眼衣原体阳性。

(2)阴道超声检查：显示输卵管增粗，输卵管积液，伴或不伴有盆腔积液、输卵管卵巢肿块。

(3)腹腔镜检查：输卵管表面明显充血；输卵管壁水肿；输卵管伞端或浆膜面有脓性渗透物。

(4)子宫内膜活组织检查证实子宫内膜炎。

(三)高危因素

1.年龄

盆腔炎性疾病高发年龄为15～25岁。

2.性活动及性卫生

初次性交年龄小、有多个性伴侣、性交过频及性伴侣有性传播疾病;有使用不洁的月经垫、经期性交等。

3.下生殖道感染

性传播疾病,如淋病奈瑟菌性宫颈炎、衣原体性宫颈炎及细菌性阴道病。

4.子宫腔内手术操作后感染

刮宫术、输卵管通液术、子宫输卵管造影术、宫腔镜检查、人工流产、放置宫内节育器等手术时,消毒不严格或术前适应证选择不当,导致感染。

5.邻近器官炎症直接蔓延

如阑尾炎、腹膜炎等蔓延至盆腔。

6.复发

盆腔炎性疾病再次发作。

(四)心理-社会因素

1.对健康问题的感受

是否存在因无明显症状,或症状轻而不重视致延误治疗。

2.对疾病的反应

是否由于慢性疾病过程长,患者思想压力大而产生焦虑、烦躁情绪;若病情严重,则担心预后,患者往往有恐惧、无助感。

3.家庭、社会及经济状况

是否存在因炎症反复发作,严重影响妇女生殖健康甚至导致不孕,且增加家庭与社会经济负担。

二、护理诊断

(一)疼痛

其与感染症状有关。

(二)体温过高

其与盆腔急性炎症有关。

(三)睡眠形态紊乱

其与疼痛或心理障碍有关。

(四)焦虑

其与病程长治疗效果不明显或不孕有关。

(五)知识缺乏

其与缺乏经期卫生知识有关。

三、护理措施

(一)症状护理

1.密切观察

分泌物增多,观察阴道分泌物颜色、性状、气味及量,选择合适的药液进行阴道冲洗。在不清楚阴道炎的种类时,不可滥用冲洗液,指导患者勤换会阴垫及内裤,保持外阴清洁干燥。

2.支持疗法

卧床休息,取半卧位,有利于脓液积聚于直肠子宫陷凹,使炎症局限;给予高热量、高蛋白、高维生素饮食或半流质饮食,以及时补充丢失的液体;对出现高热的患者,采取物理降温,出汗时及时更衣,保持身体清洁舒服;若患者腹胀严重,应行胃肠减压。

3.症状观察

密切监测生命体征,测体温、脉搏、呼吸、血压,每 4 小时 1 次;物理降温后 30 分钟测体温,以观察降温效果。若患者突然出现腹痛加剧,寒战、高热、恶心、呕吐、腹胀,应立即报告医师,同时做好剖腹探查的准备。

(二)用药护理

1.门诊治疗

指导患者遵医嘱用药,了解用药方案并告知注意事项。常用方案:头孢西丁钠 2 g,单次肌内注射,同时口服丙磺舒 1 g,然后改为多西环素 100 mg,每天 2 次,连服 14 天,可同时加服甲硝唑 400 mg,每天 2~3 次,连服 14 天;或选用其他第三代头孢菌素与多西环素、甲硝唑合用。

2.住院治疗

严格遵医嘱用药,了解用药方案并密切观察用药反应。

(1)头霉素类或头孢菌素类药物:头孢西丁钠 2 g,静脉滴注,每 6 小时 1 次。头孢替坦二钠2 g,静脉滴注,每 12 小时 1 次。加多西环素 100 mg,每 12 小时 1 次,静脉输注或口服。对不能耐受多西环素者,可用阿奇霉素替代,每次 500 mg,每天 1 次,连用 3 天。对输卵管卵巢脓肿患者,可加用克林霉素或甲硝唑。

(2)克林霉素与氨基糖苷类药物联合方案:克林霉素 900 mg,每 8 小时 1 次,静脉滴注;庆大霉素先给予负荷量(2 mg/kg),然后予维持量(1.5 mg/kg),每 8 小时1 次,静脉滴注;临床症状、体征改善后继续静脉应用 24～48 小时,克林霉素改口服,每次 450 mg,1 天4 次,连用 14 天;或多西环素 100 mg,每 12 小时 1 次,连续用药 14 天。

3.观察药物疗效

若用药后 48～72 小时,体温持续不降,患者症状加重,应及时报告医师处理。

4.中药治疗

主要为活血化瘀、清热解毒药物。可遵医嘱指导服中药或用中药外敷腹部,若需进行中药保留灌肠,按保留灌肠操作规程完成。

(三)手术护理

1.药物治疗无效

经药物治疗 48～72 小时,体温持续不降,患者中毒症状加重或包块增大者。

2.脓肿持续存在

经药物治疗病情好转,继续控制炎症数天(2～3 周),包块仍未消失但已局限化。

3.脓肿破裂

突然腹痛加剧,寒战、高热、恶心、呕吐、腹胀,检查腹部拒按或有中毒性休克表现。

(四)心理护理

(1)关心患者,倾听患者诉说,鼓励患者表达内心感受,通过与患者进行交流,建立良好的护患关系,尽可能满足患者的合理需求。

(2)加强疾病知识宣传,解除患者思想顾虑,增加其对治疗的信心。

(3)与家属沟通,指导家属关心患者,与患者及家属共同探讨适合个人的治疗方案,取得家人的理解和帮助,减轻患者心理压力。

四、健康指导

(一)讲解疾病知识

向患者讲解盆腔炎性疾病的疾病知识,告知及时就诊和规范治疗的重要性。

(二)个人卫生指导

保持会阴清洁做好经期、孕期及产褥期的卫生宣传。

(三)性生活指导及性伴侣治疗

注意性生活卫生,月经期禁止性交。

(四)饮食生活指导

给予高热量、高蛋白、高维生素饮食,增加营养,积极锻炼身体,注意劳逸结合,不断提高机体抵抗力。

(五)随访指导

对于抗生素治疗的患者,应在72小时内随诊,明确有无体温下降、反跳痛减轻等临床症状改善。若无改善,需做进一步检查。对沙眼衣原体及淋病奈瑟菌感染者,可在治疗后4～6周复查病原体。

五、注意事项

(一)倾听患者主诉

应仔细倾听患者主诉,全面了解患者疾病史,认真阅读治疗方案,制订相应的护理计划,配合完成相应治疗和处理。

(二)预防宣传

(1)注意性生活卫生,减少性传播疾病。

(2)及时治疗下生殖道感染。

(3)进行公共卫生教育,提高公民对生殖道感染的认识,明白预防感染的重要性。

(4)严格掌握妇科手术指征,做好术前准备,严格无菌操作,预防感染。

(5)及时治疗盆腔炎性疾病,防止后遗症发生。

第四节　经前紧张综合征

经前紧张综合征是指妇女在月经来潮前出现的一系列异常现象,如头痛、乳房胀痛、失眠、情绪不稳定、抑郁、焦虑、全身水肿等。严重时影响正常的生活和社会活动。

一、护理评估

(一)病史

经前紧张综合征常发生于30～40岁的妇女,年轻女性很少出现。症状在排卵后即开始,月经来潮前几天达高峰,经血出现后消失。

(二)身心状况

主要表现为紧张、烦躁易怒、抑郁、焦虑、失眠、注意力不集中、疲乏无力、头痛等。有些妇女出现手足及面部水肿、乳房胀痛,少数妇女因肠黏膜水肿而出现腹泻现象。

(三)检查

盆腔检查及实验室检查均属正常。

二、护理诊断

(一)焦虑

其与一系列精神症状及不被人理解有关。

(二)体液过多

其与水钠潴留有关。

三、护理目标

让患者正确认识经前紧张综合征,以减轻症状。

四、护理措施

(1)进行关于经前紧张综合征的有关知识的教育和指导,避免经前过度紧张,注意休息和充足的睡眠。

(2)帮助患者适当控制食盐和水的摄入。

(3)给患者服用适当的镇静剂如安定,也可服用谷维素来控制神经和精神症状,还可服用适当的利尿剂减轻水肿,以改善头痛等不适。

(4)遵医嘱用孕激素或雄激素拮抗雌激素与醛固酮的作用。

五、评价

(1)患者能够了解经前紧张综合征的相关知识。

(2)患者症状减轻,自我控制能力增强。

第五节 痛　经

痛经是指在行经前、后或月经期出现下腹疼痛、坠胀伴腰酸及其他不适，严重影响生活和工作质量者。痛经分为原发性痛经与继发性痛经两类。前者指生殖器官无器质性病变的痛经，称功能性痛经；后者指盆腔器质性病变引起的痛经，如子宫内膜异位症等。本节仅叙述原发性痛经。

一、护理评估

（一）健康史

原发性痛经常见于青少年，多发生在有排卵的月经周期，精神紧张、恐惧、寒冷刺激及经期剧烈运动可加重疼痛。评估时需了解患者的年龄和月经史、疼痛特点及与月经的关系、伴随症状和缓解疼痛的方法等。

（二）身体状况

1.痛经

痛经是主要症状，多自月经来潮后开始，最早出现在月经来潮前 12 小时，月经第 1 天疼痛最剧烈，持续2～3 天后逐渐缓解。疼痛呈痉挛性，多位于下腹正中，常放射至腰骶部、外阴与肛门，少数人的疼痛可放射至大脚内侧。可伴面色苍白、出冷汗、恶心、呕吐、腹泻、头晕、乏力等。痛经多于月经初潮后 1～2 年发病。

2.妇科检查

生殖器官无器质性病变。

（三）心理-社会状况

患者缺乏痛经的相关知识，担心痛经可能影响健康及婚后的生育能力，表现为情绪低落、烦躁、焦虑；伴随着月经的疼痛，常常使患者抱怨自己是女性。

（四）辅助检查

B 超检查生殖器官有无器质性病变。

（五）处理要点

以解痉、镇痛等对症治疗为主，并注意对患者的心理治疗。

二、护理问题

(一)急性疼痛

与经期宫缩有关

(二)焦虑

与反复疼痛及缺乏相关知识有关。

三、护理措施

(一)一般护理

(1)下腹部局部可用热水袋热敷。

(2)鼓励患者多饮热茶、热汤。

(3)注意休息,避免紧张。

(二)病情观察

(1)观察疼痛的发生时间、性质、程度。

(2)观察疼痛时的伴随症状,如恶心、呕吐、腹泻。

(3)了解引起疼痛的精神因素。

(三)用药护理

遵医嘱给予解痉、镇痛药,常用药物有前列腺素合成酶抑制剂(如吲哚美辛、布洛芬等),亦可选用避孕药或中药治疗。

(四)心理护理

讲解有关痛经的知识及缓解疼痛的方法,使患者了解经期下腹坠胀、腰酸、头痛等轻度不适是生理反应。原发性痛经不影响生育,生育后痛经可缓解或消失,从而消除患者紧张、焦虑的情绪。

(五)健康指导

进行经期保健的教育,包括注意经期清洁卫生,保持精神愉快,加强经期保护,避免剧烈运动及过度劳累,防寒保暖等。疼痛难忍时一般选择非麻醉性镇痛药治疗。

第六节 围绝经期综合征

绝经是每一个妇女生命过程中必然发生的生理过程。绝经提示卵巢功能衰退、生殖功能终止。绝经过渡期是指围绕绝经前、后的一段时期，包括从绝经前出现与绝经有关的内分泌、生理学和临床特征起，至最后一次月经后一年。

围绝经期综合征(menopausal syndrome，MPS)以往称为更年期综合征，是指妇女在绝经前、后由于卵巢功能衰退、雌激素水平波动或下降所致的以自主神经功能紊乱为主，伴有神经心理症状的一组综合征。多发生于45～55岁，约2/3的妇女出现不同程度的低雌激素血症引发的一系列症状。绝经分为自然绝经和人工绝经。自然绝经是指卵巢内卵泡生理性耗竭所致的绝经；人工绝经是指双侧卵巢经手术切除或受放射线损坏导致的绝经，后者更易发生围绝经期综合征。

一、护理评估

(一)健康史

了解患者的发病年龄、职业、文化水平及性格特征，询问月经情况及生育史，有无卵巢切除或盆腔肿瘤放疗，有无心血管疾病及其他疾病病史。

(二)身体状况

1.月经紊乱

半数以上妇女出现2～8年无排卵性月经，表现为月经频发、不规则子宫出血、月经稀发(月经周期超过35天)以至绝经，少数妇女可突然绝经。

2.雌激素下降相关征象

(1)血管舒缩症状：主要表现为潮热、出汗，是血管舒缩功能不稳定的表现，是围绝经期综合征最突出的特征性症状。潮热起自前胸，涌向头颈部，然后波及全身。在潮红的区域患者感到灼热，皮肤发红，紧接着大量出汗。持续数秒至数分钟不等。此种血管功能不稳定可历时1年，有时长达5年或更长。

(2)精神神经症状：常有焦虑、抑郁、激动、喜怒无常、脾气暴躁、记忆力下降、注意力不集中、失眠多梦等。

(3)泌尿生殖系统症状：出现阴道干燥、性交困难及老年性阴道炎，排尿困难、尿频、尿急、尿失禁及反复发作的尿路感染。

(4)心血管疾病:绝经后妇女冠状动脉粥样硬化性心脏病(简称冠心病)、高血压和脑出血的发病率及死亡率逐渐增加。

(5)骨质疏松症:绝经后妇女约有25%患骨质疏松症、腰酸背痛、腿抽搐、肌肉关节疼痛等。

3.体格检查

全身检查注意血压、精神状态、皮肤、毛发、乳房改变及心脏功能,妇科检查注意生殖器官有无萎缩、炎症及张力性尿失禁。

(三)心理-社会状况

因家庭和社会环境的变化或绝经前曾有精神状态不稳定等,更易引起患者心情不畅、忧虑、多疑、孤独等。

(四)辅助检查

根据患者的具体情况不同,可选择血常规、尿常规、心电图、血脂检查、B超、宫颈刮片及诊断性刮宫等。

(五)处理要点

1.一般治疗

加强心理治疗及体育锻炼,补充钙剂,必要时选用镇静剂、谷维素。

2.激素替代疗法

补充雌激素是关键,可改善症状、提高生活质量。

二、护理问题

(一)自我形象紊乱

与对疾病不正确认识及精神神经症状有关。

(二)知识缺乏

缺乏性激素治疗相关知识。

三、护理措施

(一)一般护理

改善饮食,摄入高蛋白质、高维生素、高钙饮食,必要时可补充钙剂,能延缓骨质疏松症的发生,达到抗衰老效果。

(二)病情观察

(1)观察月经改变情况,注意经量、周期、经期有无异常。

(2)观察面部潮红时间和程度。

(3)观察血压波动、心悸、胸闷及情绪变化。

(4)观察骨质疏松症的影响,如关节酸痛、行动不便等。

(5)观察情绪变化,如情绪不稳定、易怒、易激动、多言多语、记忆力降低。

(三)用药护理

指导应用性激素。

1.适应证

主要用于治疗雌激素缺乏所致的潮热多汗、精神症状、老年性阴道炎、尿路感染,预防存在高危因素的心血管疾病、骨质疏松症等。

2.药物选择及用法

在医师指导下使用,尽量选用天然性激素,剂量个体化,以最小有效量为佳。

3.禁忌证

原因不明的子宫出血、肝胆疾病、血栓性静脉炎及乳腺癌等。

4.注意事项

(1)雌激素剂量过大可引起乳房胀痛、白带多、头痛、水肿、色素沉着、体重增加等,可酌情减量或改用雌三醇。

(2)用药期间可能发生异常子宫出血,多为突破性出血,但应排除子宫内膜癌。

(3)较长时间的口服用药可能影响肝功能,应定期复查肝功能。

(4)单一雌激素长期应用,可使子宫内膜癌危险性增加,雌、孕激素联合用药能够降低风险。坚持体育锻炼,多参加社会活动;定期健康体检,积极防治围绝经期妇女常见病。

(四)心理护理

使患者及其家属了解围绝经期是必然的生理过程,介绍减轻压力的方法,改变患者的认知、情绪和行为,使其正确评价自己。

(五)健康指导

(1)向围绝经期妇女及其家属介绍绝经是一个生理过程,绝经发生的原因及绝经前、后身体将发生的变化,帮助患者消除因绝经变化产生的恐惧心理,并对将发生的变化做好心理准备。

(2)介绍绝经前、后减轻症状的方法,适当的摄取钙质和维生素 D;坚持锻炼(如散步、骑自行车等)。合理安排工作,注意劳逸结合。

(3)定期普查，更年期妇女最好半年至一年进行1次体格检查，包括妇科检查和防癌检查，有选择地做内分泌检查。

(4)绝经前行双侧卵巢切除术者，宜适时补充雌激素。

第七节　子宫脱垂

子宫脱垂是指子宫从正常位置沿阴道下降，子宫颈外口达到坐骨棘水平以下，甚至子宫部分或全部脱出阴道口外，常伴有阴道前后壁膨出。

一、护理评估

(一)健康史

1.病因与发病机制

(1)分娩损伤：分娩损伤是最主要的原因。在分娩过程中，产妇过早屏气，第二产程延长或经阴道手术助产，盆底肌肉、筋膜以及子宫韧带过度伸展，甚至撕裂，分娩后未及时修补或修补不佳。产褥期产妇过早体力劳动，过高的腹压会压迫子宫向下移位发生脱垂。

(2)长期腹压增加：如长期慢性咳嗽、习惯性便秘、久站、久蹲等使腹内压增高，迫使子宫向下移位，导致脱出，产褥期腹压增加更容易导致子宫脱垂。

(3)盆底组织发育不良或退行性变：子宫脱垂偶见于未产妇女，主要为先天性盆底组织发育不良所致。老年妇女盆底组织萎缩退化或支持组织削弱，也可发生子宫脱垂。

2.病史评估

了解患者分娩史，评估其有无第二产程延长、阴道助产等难产史，产后恢复情况；了解患者有无慢性病病史，如长期慢性咳嗽等；是否存在先天性盆底组织发育不良。

(二)身心状况

1.症状

子宫脱垂轻度时(Ⅰ度)可无自觉症状，加重后(Ⅱ度、Ⅲ度)出现以下症状。

(1)下坠感及腰背酸痛：常在久站、走路与重体力劳动时加重，卧床休息后症状减轻。

(2)肿物自阴道脱出:走路、蹲或排便等腹压增加时,阴道口有一肿物脱出。轻者平卧休息后可自行恢复,重者不能自行恢复,需用手还纳,甚至用手也难以还纳,行走不便。

(3)阴道分泌物增多:脱出的子宫及阴道壁由于反复摩擦而发生感染,有脓血性分泌物渗出。

(4)大小便异常:由于膀胱、尿道膨出,患者常伴有尿频、尿急甚至尿潴留或压力性尿失禁。直肠膨出的患者可伴有便秘和排便困难等。

2.体征

患者取膀胱截石位,根据患者向下用力屏气时子宫下降的程度,将子宫脱垂分为三度。

(1)Ⅰ度:轻型为子宫颈外口距处女膜处小于 4 cm,但未达处女膜缘;重型为宫颈外口已达处女膜缘,检查时在阴道口可见子宫颈。

(2)Ⅱ度:轻型为宫颈已脱出阴道口,但宫体仍在阴道内;重型为宫颈或部分宫体脱出阴道口外。

(3)Ⅲ度:子宫颈及宫体全部脱出至阴道口外。脱出的子宫及阴道壁由于长期暴露摩擦,导致宫颈及阴道壁可见溃疡,有少量阴道出血或脓性分泌物。

3.心理-社会状况

由于长期的子宫脱垂使患者行动不便,不能从事体力劳动,使工作和生活受到影响,患者感到烦恼、痛苦;严重会影响性生活,患者常出现烦躁、焦虑、情绪低落等。

二、辅助检查

注意检查血常规,注意张力性尿失禁及妇科检查情况。

三、护理诊断及合作性问题

(1)焦虑:与长期的子宫脱出影响日常生活和工作有关。

(2)舒适的改变:与子宫脱出影响行动有关。

(3)组织完整性受损:与外露子宫、阴道前后壁长期摩擦有关。

四、护理目标

(1)患者情绪稳定,能配合治疗、护理活动。

(2)患者病情缓解,舒适感增加。

(3)患者组织完整,无受损。

五、护理措施

(一)一般护理

(1)指导患者保持外阴干燥、清洁,每天用流水冲洗外阴,禁止使用刺激性强的药液。有溃疡者每天用0.02%高锰酸钾液坐浴1~2次,每次20~30分钟,勤换内衣裤。

(2)有肿块脱出者及早就医,及时回纳脱出物并教会患者正确的回纳手法,病情重不能回纳者,应卧床休息,减少下地活动次数和时间。

(3)教给患者做盆底肌肉锻炼,如做提肛运动;指导患者避免增加腹压的因素,如咳嗽、久站及久蹲等;保持大便通畅,每天进食蔬菜应保持500 g。

(4)每天为患者提供酸性果汁,可保持尿液呈酸性,不利于细菌生长;指导患者练习卧床排尿;若有肿块脱出影响排尿,指导患者排尿前先将脱出物还纳;尿潴留留置尿管者,应间歇放尿以训练膀胱功能。排尿功能恢复正常后,鼓励患者每天饮水2 000 mL以上。

(5)嘱患者加强营养,进食高蛋白、高维生素的食物,增强体质。

(二)心理护理

帮助患者树立战胜疾病的信心,耐心讲解子宫脱垂的知识和预后,鼓励病友间交流沟通,促进积极因素。

(三)病情监护

观察患者有无外阴异物感,子宫脱垂的程度;注意阴道分泌物的颜色、气味、性状。

(四)治疗护理

1.治疗原则

治疗以安全、简单、有效为原则。

(1)非手术治疗:用于Ⅰ度轻型子宫脱垂,年老不能耐受手术或需要生育者。①支持疗法:注意休息,增加营养,保持大便通畅,避免重体力劳动,治疗增加腹压的疾病,加强盆底肌的锻炼。②子宫托:子宫托是一种支持子宫和阴道壁使其维持在阴道内不脱出的工具,适用于各度子宫脱垂及阴道前后壁膨出的患者。重度子宫脱垂伴盆底肌明显萎缩以及宫颈或阴道壁有炎症或有溃疡者均不宜使用,经期和妊娠期停用。

(2)手术治疗:适用于非手术治疗无效或Ⅱ度、Ⅲ度子宫脱垂者。手术方式主要包括:阴道前后壁修补术;阴道前后壁修补加主韧带缩短及宫颈部分切除术,也叫曼彻斯特手术;经阴道子宫全切除及阴道前后壁修补术;阴道纵隔成形术等。

2.治疗配合及特殊专科护理

(1)支持治疗的护理:教会患者做盆底肌肉锻炼增强盆底肌肉张力。做缩肛运动,用力收缩3～10秒,放松5～10秒,每次连续5～10分钟,每天3～4次,持续3个月。

(2)教会患者使用子宫托(图3-2)。①放托:患者排空直肠、膀胱,洗净双手,取半卧位或蹲位,双腿分开,一手持子宫托盘呈倾斜位进入阴道内,将托柄向内、向上旋转,直至托盘达子宫颈,向下屏气,使托盘吸附于宫颈,托柄弯曲度朝前,对正耻骨弓后面。②取托:手指捏住托柄轻轻摇晃,待负压消失后向后外方牵拉取出。③注意事项:放置子宫托之前阴道应有一定水平的雌激素作用,绝经后的妇女可用阴道雌激素霜剂,4～6周后再使用子宫托;经期和妊娠期停用;选择大小合适的子宫托,以放置后不脱出又无不适为宜;每晚取出洗净,次晨放入,切忌久置不取,以免过久压迫导致生殖道糜烂、溃疡甚至瘘;放托后,分别于第1、3、6个月时到医院检查1次,以后每3～6个月到医院复查。

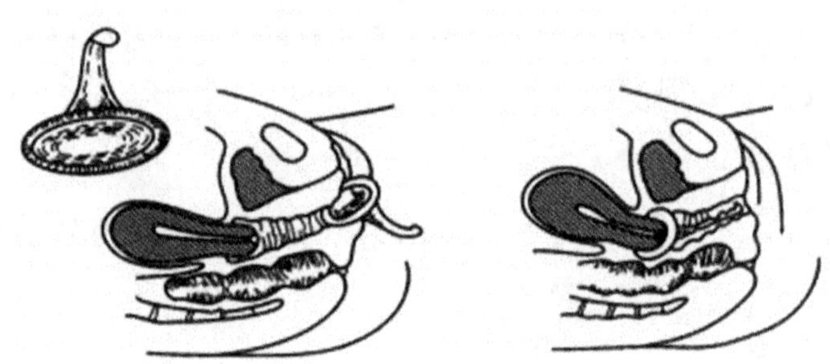

图3-2 喇叭形子宫托及放置

(3)做好术前、术后护理。术前护理同外阴、阴道手术护理。术后除按外阴、阴道手术患者的护理外,应卧床休息7～10天,留尿管10～14天。避免增加腹压,坚持肛提肌锻炼。

六、健康指导

休息3个月,3个月内禁止性生活、盆浴,半年内避免重体力劳动;术后2个月、3个月分别门诊复查;宣传产后护理保健知识,进行产后体操锻炼和盆底肌锻炼，增强体质；积极治疗便秘、慢性咳嗽等长期性疾病；实行计划生育。

七、护理评价

评价护理目标是否达到，护理措施的实施情况，健康指导是否落实到位，有无新的护理问题出现。

第八节 子宫内膜异位症

子宫内膜异位症是指具有生长功能的子宫内膜生长在子宫腔内壁以外引起的症状和体征。异位的子宫内膜绝大多数局限在盆腔内的生殖器官和邻近器官的腹膜面，故临床上称为盆腔子宫内膜异位症。当子宫内膜生长在子宫肌层内称子宫腺肌病，部分患者两者可合并存在。

子宫内膜异位症的发病率近年来明显增高，是目前常见的妇科病之一。多见于30～40岁的妇女。该病为良性病变，但有远距离转移和种植能力。初潮前无发病者，绝经后异位的子宫内膜组织可逐渐萎缩吸收，妊娠或使用性激素抑制卵巢功能可暂时阻止该病的发展，因此，子宫内膜的发病与卵巢的周期性变化有关。也发生周期性出血，引起周围组织纤维化、粘连，病变局部形成紫蓝色硬结或包块。卵巢的子宫内膜异位症最为常见，卵巢内的异位内膜因反复出血而形成多个囊肿，但以单个多见，故又称为卵巢子宫内膜异位囊肿。囊肿内含暗褐色黏稠的陈旧血，状似巧克力液体，故又称为卵巢巧克力囊肿。

一、护理评估

（一）病史

1.月经史

初潮年龄，月经周期、经期、经量是否正常，有无痛经或其他伴随症状。痛经的性质，是否为进行性加重。

2.婚育史

结婚年龄，婚次，夫妻性生活情况，有无经期性交，生育情况，足月产、早产、流产次数，现有子女数等。

3.既往病史

有无先天性生殖道畸形、子宫手术或经期盆腔检查等情况。

(二)身心状态

1.身体状态

(1)痛经:痛经是子宫内膜异位症的典型症状,其特点为继发性和进行性加重。疼痛多位于下腹部和腰骶部,可放射至阴道、会阴、肛门或大腿,常于月经来潮前1~2天开始,经期第一天最为剧烈,以后逐渐减轻,至月经干净时消失。

(2)月经失调:部分患者有经量增多和经期延长,少数出现经前期点滴出血。月经失调可能与卵巢无排卵、黄体功能不足等有关。

(3)性交痛:由于异位的内膜出现在子宫直肠陷凹或病变导致子宫后倾固定,性交时子宫颈受到碰撞及子宫收缩和向上提升,可引起疼痛。

(4)不孕:占40%左右,其不孕的原因可能与盆腔内器官和组织广泛粘连和输卵管的蠕动减弱,影响卵子的排出、摄取和受精卵的运行有关。

2.心理状态

由于疼痛、不孕造成患者顾虑重重,心理压力大,需要手术的患者会有紧张、恐惧等心理问题。

(三)诊断性检查

1.妇科检查

典型者子宫后倾固定,盆腔检查可扪及盆腔内有触痛性结节或子宫旁有不活动的囊性包块。

2.辅助检查

(1)B超检查:可确定卵巢子宫内膜异位囊肿的位置、大小和形状。

(2)腹腔镜检查:可发现盆腔内器官或子宫直肠陷凹、子宫骶骨韧带等处有紫蓝色结节。

二、护理诊断

(一)焦虑

其与不孕和需要手术有关。

(二)知识缺乏

其与缺乏自我照顾及与手术相关的知识有关。

(三)舒适改变

其与痛经及手术后伤口有关。

三、护理目标

(1)患者能正确认识疾病的性质及发生原因,解除紧张、恐惧的心理,坚定治疗信心。

(2)患者自觉疼痛症状缓解。

四、护理措施

(1)心理护理:许多年轻患者因顽固的痛经、不孕等情况而焦虑。护理人员应多关心和理解患者,说明该病只要坚持用药或采取必要的手术便可改善症状,鼓励患者树立信心,积极配合治疗,对尚未生育的患者应给予指导和帮助,促使其尽早受孕。

(2)做好卫生宣传教育工作,防止经血逆流,如有先天性生殖道畸形或后天性炎性阴道狭窄、宫颈粘连等应及时手术。凡进入宫腔内的经腹手术,应保护腹壁切口和子宫切口,防止子宫内膜种植到腹壁切口或子宫切口。经期应避免盆腔检查和性交。

(3)使用激素治疗患者,应介绍服药的注意事项及用后可能出现的反应(恶心、食欲缺乏、闭经、乏力或体重增加等),使其解除思想顾虑,提高治疗效果。

(4)用药期间注意有无卵巢子宫内膜异位囊肿破裂的征象,如出现急性腹痛应及时通知医师,并做好剖腹探查的各项准备。

(5)对需要手术者应按腹部手术做好术前准备和术后护理。

(6)出院健康教育,加强患者对病程及治疗的认识,指导伤口处理和康复教育,术后 6 周避免盆浴和性生活,6 周后来院复查。

五、评价

(1)患者无焦虑的表现并对治疗充满信心。

(2)患者能按时服药并了解药物的反应。

(3)自觉症状缓解和消失。

第九节　子宫腺肌病

子宫腺肌病是指当子宫内膜腺体和间质侵入子宫肌层时,形成弥漫或局限性的病变，是妇科常见病。多发生于30～50岁的经产妇；约15%的患者同时合并子宫内膜异位症；约50%的患者合并子宫肌瘤；临床病理切片检查，发现10%～47%子宫肌层中有子宫内膜组织，但35%无临床症状。

多次妊娠及分娩、人工流产、慢性子宫内膜炎等造成子宫内膜基底层损伤，子宫内膜自基底层侵入子宫肌层内生长，可能是主要原因。此外，由于内膜基底层缺乏黏膜下层的保护，在解剖机构上子宫内膜易于侵入肌层。腺肌病常合并子宫肌瘤和子宫内膜增生，提示高水平雌孕激素刺激，也可能是促进内膜向肌层生长的原因之一。

应视患者症状、年龄、生育要求而定。药物治疗，适用于症状较轻，有生育要求和接近绝经期的患者；年轻或希望生育的子宫腺肌瘤患者，可试行病灶挖除术；症状严重、无生育要求或药物治疗无效者，应行全子宫切除术。

一、护理评估

(一)健康史

了解患者年龄、婚姻、月经史、婚育史、生育史、出现典型症状的情况以及对患者身心的影响，了解患者既往患病史。子宫腺肌病多发生于生育年龄的经产妇，常合并内异症和子宫肌瘤，有多次妊娠及分娩或过度刮宫史。生殖道阻塞，如单角子宫、宫颈阴道不通畅患者等常同时合并腺肌病。

(二)生理状况

1.症状

询问患者是否有经量过多、经期延长和逐渐加重的进行性痛经。

2.体征

妇科检查时子宫均匀性增大或局限性隆起、质硬且有压痛。

3.辅助检查

阴道B超提示子宫增大，肌层中不规则回声增强；盆腔MRI可协助诊断；宫腔镜下取子宫肌肉活检，可确诊。

(三)高危因素

1.年龄

40岁以上的经产妇。

2.子宫损伤

多次妊娠、人工流产、慢性子宫内膜炎等造成子宫内膜基底层损伤。

3.先天不足

生殖道阻塞,如单角子宫、宫颈阴道不通、有子宫无阴道的先天畸形等。

4.卵巢功能失调

高水平雌孕激素刺激者,如子宫肌瘤、子宫内膜增生患者。

(四)心理-社会因素

了解患者对疾病的认知,是否存在焦虑、恐惧等表现;了解患者家庭关系,是否因不孕或继发不孕影响夫妻、家庭关系;了解患者的经济水平等。

二、护理诊断

(一)焦虑

其与月经改变和痛经有关。

(二)知识缺乏

其与缺乏自我照顾及与手术相关的知识有关。

(三)舒适改变

其与痛经有关。

三、护理目标

(1)患者能正确认识疾病的性质及发生原因,解除紧张、恐惧的心理,坚定治疗信心。

(2)患者自觉疼痛症状缓解。

四、护理措施

(一)症状护理

1.月经改变

经量增多者,指导患者使用透气棉质卫生巾,保留卫生巾称重,以评估月经量;经期延长者,早晚用温开水清洗外阴各1次,以防逆行感染。若合并贫血,需指导患者遵医嘱服用药物,观察贫血的改善情况。

2.痛经

询问患者疼痛部位、性质、疼痛开始时间及持续时间。疼痛轻者,指导患者腹部热敷、卧床休息;疼痛重者,遵医嘱给予前列腺素合成酶抑制剂。

(二)用药护理

1.口服避孕药

其适用于轻度内异症患者,常用低剂量高效孕激素和炔雌醇复合制剂,用法为每天1片，连续用6～9个月，护士需观察药物疗效，观察有无恶心、呕吐等不良反应。

2.促性腺激素释放激素激动剂

常用药物：亮丙瑞林3.75 mg，月经第1天皮下注射后，每隔28天注射1次，共3～6次。需观察有无潮热、阴道干燥、性欲减退和骨质丢失等不良反应，停药后可消失。连续用药3个月以上者，需添加小剂量雌激素和孕激素，以防止骨质丢失。

3.左炔诺黄体酮宫内节育器(LNG-ZUS)

治疗初期部分患者会出现淋漓出血、下移甚至脱落等，需加强随访。

(三)手术护理

1.保守手术

如小病灶挖除术或子宫肌壁楔形切除术，可明显减轻症状并增加妊娠的概率。指导其术后6个月受孕。

2.子宫切除术

年轻或未绝经的患者可保留卵巢；绝经后或合并严重子宫内膜异位症者，可行双卵巢切除术。

(四)心理护理

(1)痛经、月经改变以及贫血者影响生活质量，患者焦虑烦躁，向患者说明月经时轻度疼痛不适是生理反应，给予舒缓的音乐、舒适的环境，保证足够的休息和睡眠，患者及家属、护士共同制订规律而适度的锻炼计划，家属督促患者适度锻炼，可缓解患者的心理压力。

(2)手术患者担心预后和性生活，说明子宫切除术后症状可基本消失，生活质量会得到改善。此外，子宫是月经来潮和孕育胎儿的器官，切除子宫不会男性化，增加对治疗的信心。

(五)健康指导

(1)指导患者随访：手术患者出院后3个月到门诊复查，了解术后康复情况。

(2)保守手术和子宫切除患者，术后休息1～3个月，3个月之内避免性生活及阴道冲洗，避免提举重物，防止正在愈合的腹部肌肉用力，并应逐渐加强腹部肌肉的力量。未经医护人员许可避免从事可增加盆腔充血的活动，如跳舞、久站等。

(3)有生殖道阻塞疾病时，嘱患者积极治疗，实施整形手术。

(4)对实施保守手术治疗的患者,指导其术后 6 个月受孕。

(5)注意高危因素与妇科疾病的相关性,定期做好妇科病普查。

五、评估

(1)医务人员避免过度刮宫,减少内膜碎片进入肌层的机会。

(2)药物治疗过程中如出现严重的绝经期症状,可酌情反向添加治疗提高雌激素水平,降低相关血管症状和骨质疏松的发生,也可提高患者的顺应性。

新生儿科护理

第一节　新生儿危重症监护护理

一、高危新生儿

(一)概述

什么是高危新生儿,很难有一个明确的定义。总的来说,对高危新生儿的辨识,应建立在对围产期危险因素认识的基础上。为降低新生儿的发病率和死亡率,高危新生儿的识别越早越好。高危新生儿应该由有经验的医师和护士给予密切的观察,可能需要观察几小时到几天。国外有些医疗机构在产科建立了与新生儿重症监护病房(NICU)类似的观察单位,但又不与母亲分开。

(二)围产期影响新生儿的危险因素

1.人口社会学因素

怀孕年龄＜16 岁或怀孕年龄＞40 岁,吸毒、酗酒、吸烟,贫穷,非婚怀孕,精神和体质的应激状态等。

2.母亲既往病史

遗传异常、糖尿病、高血压、无症状性菌尿、风湿性疾病、长时间服药史等。

3.怀孕前因素

胎儿宫内死亡史、新生儿死亡史、早产史、胎儿生长受限(FGR)史、先天畸形、子宫颈功能障碍、血型不合、新生儿血小板减少、水肿、先天性代谢障碍等。

4.怀孕时

阴道流血、性传播疾病、多胎、先兆子痫、胎膜早破、胎次间隔时间短、羊水过多或过少、急性疾病、围产期保健不当、家族性或获得性高凝状态等。

5.分娩时

早产、过期产、胎儿窘迫、不成熟的羊水卵磷脂和鞘磷脂比值(L/S)、臀位产、羊水粪染、脐带绕颈、子宫切除、Apgar 评分少于 4 分、钳产等。

6.新生儿自身

体重<2 500 g 或体重>4 000 g、出生时胎龄<37 周或胎龄>42 周、小于或大于胎龄儿、呼吸急促、发绀、先天畸形、苍白、紫癜、多血质等。

(三)监测

1.呼吸

新生儿正常情况下呼吸频率 40～60 次/分,应密切注意有无出现进行性新生儿呼吸窘迫、呼吸暂停等。此外,肤色是否红润也是呼吸功能的一部分表现,可以使用脉搏氧饱和度计动态监测。

2.循环

新生儿正常心率 120～160 次/分,注意观察心率、心律的变化,可监测血压、肤色、毛细血管充盈时间。

3.体温

早产儿容易出现体温不升或新生儿硬肿症,出现原因不明的体温波动变化应警惕感染的存在甚至新生儿败血症。

4.新生儿兴奋度的观察

正常新生儿较活泼,可出现打哈欠、伸懒腰等动作,吸吮好。注意是否出现淡漠、拒奶、活动少、肌张力差或者激惹、颤抖、惊厥。

5.黄疸

黄疸出现的时间、黄疸的程度、黄疸消退的时间、黄疸退而复现等均对临床诊断和鉴别诊断有意义。

6.脐部

脐部是十分容易造成感染的一个创口,应观察有无化脓、渗液、渗血等。

(四)护理

(1)保暖。高危儿应置于室温 24～26 ℃环境中,早产或低体重儿最好用恒温培养箱保暖。

(2)尽可能给予母乳喂养,吸吮困难的新生儿可以使用鼻饲方法将母乳注入胃内或进行幽门下喂养。

(3)注意无菌观念,尽量将高危新生儿与普通人群进行隔离,医护人员触摸患儿时要洗手及消毒水泡手。

(4)每天给予五官、脐部、会阴部进行清洁护理。

(5)给予维生素 K_1 肌内注射,防止维生素 K 缺乏性出血。

(6)根据不同的高危新生儿,必要时给予心电、呼吸、氧合状态等多功能生理监护。

(7)建立必要的血管通道。

(8)及时氧疗,氧疗的目的是预防呼吸衰竭的出现而不是等到衰竭时再使用。

二、新生儿肺透明膜病

(一)概述

早产儿发育未成熟,肺泡Ⅱ型上皮细胞合成的肺表面活性物质不能满足生理需要,肺泡表面张力高,导致肺泡呼气末肺泡塌陷。由于通气障碍,产生低氧血症、高碳酸血症、代谢性酸中毒,使肺血管收缩,肺内通气血流比例差,可出现右向左分流增加,如卵圆孔未闭、动脉导管开放;由于缺氧酸中毒,肺血管通透性升高,血管内含蛋白质的物质渗出到肺泡腔中,形成一层均匀透明的膜状物,妨碍气体交换,从而使缺氧进一步加重,形成恶性循环。该病又叫新生儿呼吸窘迫综合征(respiratory distress syndrome,RDS),足月新生儿少见。

(二)临床表现

肺透明膜病常见于早产儿,其自然病程表现为进行性发绀、呼吸困难加重,如得不到适当的处理,可出现血压下降、反应差、肤色苍白,呻吟随着情况变坏而减少或消失,患儿在极其困难的情形下呼吸到一定时间,因疲倦、缺氧会出现呼吸暂停。

一般来说,临床上应注意到以下的表现。

(1)极早产、极低出生体重儿,很多患儿一出生时就会有临床症状,但往往表现为出生时窒息、评分不高。

(2)胎龄较大的早产儿会在 6 小时内出现症状。患儿症状一般在 72 小时之内达到高峰,此后呼吸窘迫症状渐渐改善。

(3)症状表现为呼吸困难,呼吸急促、呼吸性呻吟、典型的呼吸三凹征、鼻翼翕动、肋缘和肋间隙塌陷、发绀或肤色苍白,对氧气无反应。

(4)听诊双肺呼吸音弱或听不到肺泡呼吸音,严重的病例可以听到肺内管状呼吸音。

(5)患儿呼吸困难一段时间得不到处理后，呼吸减弱，出现呼吸暂停，反应差，血压下降，肤温下降，尿少，休克。

(6)混合性酸中毒、水肿、腹胀；可并发动脉导管开放(PDA)、疾病终末期肺出血、恢复期患儿慢性肺疾病(CLD)。

(7)X线片有特殊表现，但非特异性的。可见细小网状颗粒影、支气管充气征(由于心脏叠影，在左下叶肺容易看到)，严重患儿可见X线片一片白影，与新生儿B族溶血性链球菌感染性疾病很难鉴别。

(8)血气表现为低氧血症、高碳酸血症、不同程度的酸中毒。

(9)病情改善的先兆是自发性的利尿，低浓度氧吸入时机体氧合改善。

(10)患儿死亡少见于发病第1天，通常见于第2～7天，常伴气漏(尤其是进行正压通气者)和肺出血。

(三)诊断

(1)早产病史、典型的临床病程和X线片、血气有助于诊断。

(2)B族溶血性链球菌感染性鉴别诊断：胃和气管分泌物中找到革兰阳性球菌、尿链球菌抗原阳性、明显的中性粒细胞减少等提示链球菌感染。

(3)还应和先天性心脏病、持续肺动脉高压、吸入综合征、自发性气胸、胸膜渗出、膈肌突出、先天畸形(如囊性腺瘤样畸形、肺淋巴管扩张症、膈疝、肺水肿)等鉴别。

(四)治疗

(1)早期支持疗法：如对酸中毒、低氧血症、低血压和低体温的处理，可以减轻肺透明膜病的病情。

(2)静脉供应热量和液体：在疾病治疗的前24小时内，10%葡萄糖液和水以65～75 mL/(kg·24 h)，随后应加入电解质且液体量逐渐增加到120～150 mL/(kg·24 h)。

(3)氧气疗法：氧浓度应能使患儿动脉氧分压在7.3～9.3 kPa(55～70 mmHg)(>90%氧饱和度)，且生命体征平稳，保证重要器官的氧合而氧中毒危险度最低。

(4)如果>60%氧气浓度不能使患儿PaO_2维持在6.7 kPa(50 mmHg)，改用鼻塞持续气道正压通气(CPAP)，压力0.6～1.0 kPa(6～10 cmH_2O)。

(5)机械通气指征：①动脉血气pH<7.20；②$PaCO_2$≥8.0 kPa(60 mmHg)；③在O_2浓度70%～100%、CPAP压力0.8～1.0 kPa(8～10 cmH_2O)条件下PaO_2≤6.7 kPa(50 mmHg)；④持续呼吸暂停。

(6)外源性肺表面活性物质替代疗法:通过气管内滴入,提高患儿的生存率但没有减少 CLD 的发生率。肺表面活性物质的使用越早越好,可每 12 小时重复使用 2~4 次,但目前价格高。

(7)纠正代谢性酸中毒:$NaHCO_3$ 1~2 mg/kg,10~15 分钟使用一次,30 分钟检测酸碱度一次。

(五)监护

(1)心率、呼吸频率持续监测。

(2)监测 pH、$PaCO_2$、PaO_2、HCO_3^-。

(3)监测电解质、血糖、血细胞比容。

(4)体温、血压。

(5)监测患儿肺呼吸生理参数,特别是进行机械通气的患儿,当病情好转肺顺应性改善后潮气量增大,容易造成气漏。

(六)护理措施

(1)对新生儿的评估:①出生后 1 分钟、5 分钟的 Apgar 评分;②观察呼吸窘迫的程度:呼吸次数、鼻翼翕动、发绀、听诊有无啰音;③观察新生儿对氧气的反应;④心跳次数和节律;⑤患儿精神状态:不安、昏睡、对刺激的反应等;⑥体温;⑦肠鸣音,排便情况;⑧小便量、颜色。

(2)保持呼吸道通畅:①观察分泌物的颜色、量、黏稠度;②给氧时保证湿化;③机械通气的患儿每1~2 小时吸痰一次,吸痰时动作要迅速,不要使患儿出现缺氧状态。

(3)氧气供给:选择给氧方式:头罩给氧、鼻塞 CPAP、面罩 CPAP、呼吸机给氧等。

(4)维持静脉输液的通畅。

(5)保持适当的体温,避免寒冷和减少 O_2 消耗,患儿应置于中心温度为 36.5~37 ℃的温箱中。

(6)小心搬动,并尽量减少对患儿的干扰。

三、新生儿颅内感染

新生儿颅内感染,最常见的是化脓性脑膜炎,发生率占活产儿的 0.2‰~1‰。常和新生儿败血症有关,或者继发于败血症和机体其他部位的感染。研究认为新生儿颅内感染时的病原菌与败血症一致,但病原菌与其他年龄组的患儿有不同,而且新生儿临床表现很不典型,尤其是新生儿由于颅骨骨缝未闭,颅内压代偿能力较大，故早期患儿常常缺乏脑膜刺激征。因此，重症感染或新生儿败血症的患儿，应高度警惕颅内感染的可能性。

(一)临床表现

(1)一般情况差，精神欠佳，哭声弱，面色青灰，体温可高可低或正常。

(2)可有一般的败血症患儿的症状表现。

(3)食欲差，进食明显减少。

(4)活动能力降低。

(5)可出现呼吸不规则甚至呼吸暂停、呼吸停止。

(6)心动过速或心动过缓。

(7)神志萎靡、嗜睡、易激惹、惊跳、尖叫。

(8)出现颅内压增高征象：前囟饱满、压力高，晚期时前囟隆起、颅骨骨缝分离。

(9)抽搐可表现为多种形式，可以是脸部小肌肉的抽搐，也可以是全身大肌群的抽搐。

(10)伴有败血症者可出现休克、黄疸、肝大、脾大。

(二)诊断

(1)有感染危险因素的患儿如早产儿、胎膜早破、母亲分娩前发热、产程延长等要提高警惕。一旦这类患儿出现体温不稳定、精神状态变差、吸吮不好、哭声改变，要仔细对患儿进行检查，嗜睡、激惹、惊跳、凝视、前囟饱满、骨缝增宽均可提示颅内感染。

(2)脑脊液常规：可出现感染迹象，尽管早期新生儿脑脊液蛋白质、白细胞数均有可能增高，但综合几个指标，总有可能发现一些感染的依据。

(3)脑脊液涂片及培养：曾经使用抗生素的可能是阴性，或者涂片可以找到死细菌。

(4)血培养阳性率不高，但对帮助诊断和指导临床治疗很有意义。

(5)头颅影像学检查：有条件可直接行 CT 或 MRI 检查，无条件可用 B 超检查。

(三)治疗

(1)抗生素治疗：根据脑脊液常规检查结果，即可给予大剂量、可以通过血-脑屏障的抗生素静脉推注或静脉滴注。一般而言，在没有病原学和药敏检查结果之前，如为革兰阴性细菌，可选用第三代头孢菌素；如为革兰阳性细菌，则可选用耐酶青霉素、头孢呋辛、万古霉素等。

(2)免疫球蛋白:静脉输注人血丙种球蛋白对抗菌治疗有效,特别是早产儿和极低出生体重儿等免疫功能不全的患儿。

(3)控制脑水肿:可用甘露醇 0.5～1.0 g/kg,每 6 小时一次。也可以用地塞米松 1mg 静脉注射,每 6 小时一次,症状缓解后停药。

(4)出现抽搐的患儿,给予地西泮及苯巴比妥止惊。抽搐持续状态可用地西泮静脉滴注或使用抗癫痫药物。

(5)并发硬脑膜下积液,可以穿刺抽出。

(6)支持疗法:可以多次输新鲜血或血浆,补充足够的能量,对患儿病情有十分重要的意义。

(四)监护

(1)严密观察患儿的生命体征,有条件的病区或 NICU 的患儿,应给予多功能生理监护,包括呼吸、心律、血氧饱和度、血压等。

(2)观察皮肤有无出血点及瘀斑,注意败血症或 DIC 的提示性体征。

(3)定期复查血常规,特别是血小板计数。

(4)脱水剂使用较强的患儿要监测电解质情况,以免出现低钾、低钠等情况。

(5)定时检查瞳孔及对光发射,判断颅内高压的变化及警惕脑疝的发生。

(6)观察有无抽搐症状。

(五)护理

(1)协助医师进行腰椎穿刺检查,注意无菌操作。

(2)患儿有明显的感染时要注意隔离,接触过患儿后要用消毒水洗手。

(3)日常基本护理要注意:有高热的患儿要给予头部冰敷;经常注意皮肤护理,以防压疮;新生儿眼、耳、口、鼻、脐的护理。

(4)呼吸机辅助呼吸的患儿要注意气管插管的处理,定时吸痰。

(5)记录液体的出入量,维持水、电解质平衡。

(6)血压监测,出现感染性休克或中枢神经性高血压时,及时报告医师给予处理。

(7)颅内压严重升高的患儿,操作时注意轻柔,避免过多搬动。

第二节 早产儿的护理

一、疾病概述

(一)概念

早产儿是指胎龄满28周至不足37周出生的新生儿。早产儿在宫内生活时间短,发育不成熟,对子宫外的适应能力差;出生后吸吮能力差,常有营养不良及代谢紊乱及免疫功能低下。因此,早产儿死亡率明显高于足月产儿。

(二)早产儿的特点

1.外观特点

早产儿皮肤薄嫩,胎毛多,胎脂少,皮下脂肪少,皱纹多,头发细而卷,乱如毛线头,耳郭软,紧贴颞部,耳舟不清。头相对较大,多有颅骨软化。指(趾)骨软,指甲多未超过指端,足底纹少且浅或无。乳腺无结节,外生殖器发育差,女婴大阴唇不能遮盖小阴唇,男婴阴囊皱襞少,睾丸未降入。

2.呼吸系统

早产儿呼吸中枢及呼吸肌发育不完善,常出现呼吸浅快、不规则、暂停或吮奶后暂时发绀。肺泡表面活性物质缺乏,易患呼吸窘迫综合征。另外,咳嗽及吞咽反射均弱。

3.循环系统

早产儿心率快,血压较足月儿低,在败血症或心功能不全等情况下,易出现血容量不足、低血压。同时因毛细血管脆弱,缺氧时易发生出血。

4.消化系统

早产儿吸吮能力差,吞咽反射弱,易呛奶;各种消化酶不足,特别是对脂肪的消化、吸收能力差,在缺氧、缺血、喂养不当情况下易发生坏死性小肠结肠炎。此外,由于早产儿胎粪形成较少和肠蠕动乏力,易发生胎粪延迟排出。肝功能不完善,葡萄糖醛酸转移酶不足,故黄疸持续时间长;蛋白合成不足,肝糖原转化为葡萄糖的能力差,易发生低蛋白血症;肝内维生素K依赖凝血因子不足,易发生出血性疾病。

5.血液系统

血小板不足，贫血较常见；维生素K依赖凝血因子不足，易发生肺出血、颅内出血。

6.泌尿系统

肾脏功能不成熟，易发生水肿、低钠血症、代谢性酸中毒等电解质紊乱。

7.神经系统

与胎龄有关，胎龄越小，功能越差，原始反射不易引出。易发生缺氧缺血性脑病、颅内出血。

8.体温调节

皮下脂肪薄，棕色脂肪少，保温能力差；体表面积相对较大容易散热；基础代谢低，产能量少；汗腺发育不成熟；中枢调节能力差，均导致体温不稳定，易随环境变化而变化，易发生硬肿症。

9.免疫系统

早产儿的免疫功能比足月儿差，感染性疾病发病率高，预后较差。

二、疾病护理

（一）护理评估

1.健康史

(1)母体因素：合并有急慢性疾病；生殖器官异常，如双子宫、宫颈口松弛；既往曾有早产史。

(2)胎儿-胎盘因素：前置胎盘、胎盘早剥、胎膜早破、胎盘功能不全、多胎妊娠。

(3)创伤：腹部手术，腹部受撞击，孕期过劳、性交及严重的精神创伤等。

2.身体评估

重点评估早产儿的外观特点；有无青紫、呼吸困难、呼吸暂停；体温调节情况有无低体温或发热；有无腹泻、腹胀、呕吐症状，大小便情况；黄疸出现时间及程度；有无皮肤硬肿；体重增长情况，吃奶情况；精神状态、肌张力及有无惊厥；有无皮肤、黏膜及其他部位的出血。

（二）护理诊断

1.有体温改变的危险

早产儿体温调节能力与产热能力低下有关。

2.营养失调

低于机体需要量与早产儿摄入能力不足、消化吸收功能差有关。

3.有窒息的危险

与早产儿呼吸中枢及呼吸系统不成熟、呼吸道分泌物未能及时清除有关。

4.有感染的危险

与早产儿免疫能力低下有关。

(三)护理目标

(1)呼吸功能正常。

(2)未发生窒息。

(3)体温能保持正常、稳定。

(4)没有出现感染征象。

(5)早产儿体重能如期增加。

(四)护理措施

1.维持体温恒定

早产儿大多需要保暖。①早产儿室温稳定，以 24～26 ℃为宜；晨间护理时，室温应在27～28 ℃，相对湿度为 55%～65%。②早产儿出生后迅速擦干，迅速保暖，并加强体温监测。

2.维持呼吸

(1)严密观察早产儿呼吸频率、节律，特别注意吃奶后有无缺氧，必要时在哺乳前后给氧数分钟。给氧原则是间断、低浓度吸氧，氧浓度为 30%～40%。

(2)呼吸暂停的预防及护理：保持侧卧位，每 30 分钟更换一次体位，注意颈部不要过度弯曲，保持呼吸道通畅，观察早产儿的呼吸形态，当其深睡时要触动身体使其觉醒。喂奶后应避免呕吐造成窒息。发现呼吸暂停应立即清理呼吸道，刺激呼吸。刺激呼吸的方法有人工托背法，也可通过弹足底、针刺人中、捏耳垂等使其啼哭，以助恢复呼吸；同时给氧，可用气管插管、面罩或鼻导管给氧。

3.合理喂养

(1)开始喂养时间：目前认为早产儿体内储存的能源少，应及早喂奶。生后根据胎龄、出生时的体重及状况决定是否可实行早吸吮，并于生后 2～4 小时内开始正式喂奶。

(2)喂养方式：以母乳喂养最好。体重 1 500 g 以上，有吸吮能力的早产儿可直接母乳喂养，体重<1 500 g或无吸吮、吞咽能力者，可用滴管、胃管喂母乳。

(3)喂养原则:人工喂养奶浓度由稀到稠,奶量由少到多。

4.预防感染

早产儿抵抗力比足月儿更低,尤应注意消毒隔离措施。早产儿所处的环境和所接触的物品应定期消毒,护理人员应着清洁工作服、口罩及帽子,接触新生儿前应洗手,感染者应及时隔离。加强口腔、皮肤和脐部的护理。注意及时清除呼吸道分泌物,保持呼吸道通畅,预防肺炎的发生。

5.密切观察病情

早产儿各器官功能不成熟,应密切观察病情变化,若出现面色发绀或苍白、呼吸不规则或呼气呻吟、体温异常、黄疸程度重、烦躁不安等异常情况,应及时报告医师,详细记录并协助处理。

(五)健康教育

(1)向家长讲解早产儿的有关生理表现及护理知识,教会正确的喂养、保暖、沐浴及皮肤护理等方法。

(2)嘱定期来医院检查,了解早产儿的生长发育情况以及智力发育、有无视力及听力异常等。

第三节　新生儿窒息与复苏

新生儿窒息是指生后1分钟内,无自主呼吸或未能建立规律呼吸而导致低氧血症和混合性酸中毒。凡能造成胎儿或新生儿缺氧的因素均可引起窒息。该病是引起新生儿伤残和死亡的重要原因之一,需要争分夺秒抢救。

一、临床特点

(一)胎动、胎心率改变

缺氧早期胎动增加,胎心率加快≥160次/分;晚期为胎动减少或消失,胎心率减慢(<100次/分)或消失。

(二)羊水呈黄绿或墨绿色

缺氧胎儿肛门括约肌松弛,排出胎粪污染羊水所致。

(三)Apgar 评分降低

0～3 分为重度窒息，4～7 分为轻度窒息，8～10 分为正常。如出生 1 分钟评分 8～10 分，5 分钟后复评降到 7 分及以下亦属窒息。窒息患儿 5 分钟再评分仍低于 6 分，神经系统损伤较大，预后较差(表 4-1)。

表 4-1　Apgar 评分标准

评分项目	0 分	1 分	2 分
心率	无	<100 次/分	>100 次/分
呼吸	无	浅慢，哭声弱	正常、哭声响
肌张力	松弛	四肢稍屈曲	四肢动作好
刺激反应	无反应	少有动作，皱眉	咳嗽、喷嚏、哭
皮肤颜色	青紫或苍白	躯干红，四肢青紫	全身红

(四)部分患儿复苏后可出现各系统受损及并发症

1.呼吸系统

羊水、胎粪吸入性肺炎、肺透明膜病、呼吸暂停。

2.神经系统

颅内出血、缺氧缺血性脑病。

3.血液系统

出血倾向及 DIC。

4.消化系统

应激性溃疡、坏死性小肠结肠炎、肝功能损害。

5.泌尿系统

尿少、蛋白尿及管型，重者可发生急性肾小管坏死，有血尿素氮及肌酐增高、高钾血症等。

6.循环系统

心肌受损、三尖瓣闭锁不全、心力衰竭、心源性休克或肺动脉高压。

7.代谢紊乱

低血钙、低血糖或高血糖、酸中毒。

(五)辅助检查

1.血气分析

动脉血氧分压降低、二氧化碳分压增高、pH 下降。

2.血生化

血糖升高或降低、血钙降低、高血钾、心肌酶谱增高、血肌酐及尿素氮增高。

3.心电图

可有心肌受损改变。

4.胸部 X 线检查

可有肺气肿、肺不张等。

5.头颅 B 超或 CT

缺氧缺血性脑病或颅内出血改变。

二、护理评估

(一)健康史

详细询问妊娠期孕母身体状况,产前的胎心和胎动以及破膜时间、胎盘脐带情况、胎位、产程长短、羊水情况等。

(二)症状、体征

评估皮肤颜色、呼吸情况、心率、四肢肌张力及对刺激的反应;观察皮肤、指甲有无胎粪污染;评估有无各系统受损表现。

(三)社会、心理

了解家长对小儿治疗预后的担忧和焦虑,对后遗症康复护理知识与方法的了解程度。

(四)辅助检查

了解血气分析电解质检查结果,尤其注意酸中毒程度及新生儿窒息时二氧化碳分压情况;了解血生化检查值及胸部 X 线摄片、头颅 B 超或 CT 检查结果。

三、常见护理问题

(一)不能进行有效呼吸

与肺动脉收缩、肺血管阻力增加、肺血流减少,羊水胎粪吸入,中枢神经系统受损有关。

(二)心排血量减少

与肺水肿、肺动脉收缩、液体转移到组织间隙、心肌受损有关。

(三)组织灌注改变

与低血容量、缺血有关。

(四)体温异常

与缺氧、体温调节中枢受损有关。

(五)有感染危险

与免疫功能低下、污染的羊水吸入有关。

(六)焦虑(家长)

与病情危重及担心预后有关。

四、护理措施

(一)早期预测

估计胎儿娩出后有窒息危险时应事先做好复苏准备。复苏必备物品:婴儿辐射保暖台(事先预热)、负压吸引器、吸引管(5Fr、6Fr、8Fr)、复苏皮囊及面罩、供氧系统、新生儿喉镜、气管插管(2.5 mm、3 mm、3.5 mm、4 mm)、胃管、脐静脉插管包、各种型号注射器、手套、胶布、听诊器、心电监护仪、氧饱和度监护仪等。复苏药品:1∶10 000 肾上腺素、生理盐水、10%葡萄糖、5%碳酸氢钠、注射用水、多巴胺、纳洛酮、5%白蛋白等。

(二)正确复苏

熟练掌握复苏程序。新生儿娩出后立即对是否足月妊娠、羊水清否、有无呼吸及哭声、肌张力情况作快速评估,如果 4 个问题中有一个答案是“否”,则通常认为这个婴儿需要按顺序进行 ABCD 下列 4 种措施中的一种或多种。新生儿复苏过程中每隔 30 秒评估一次,并根据呼吸、心率、肤色同步评估决定是否需要进行下一步措施。

A(最初复苏步骤):新生儿出生后快速评估新生儿羊水情况、呼吸及哭声、肌张力、是否足月,如回答有“否”,立即将婴儿置于已预热好辐射保暖台上或用预热的毯子裹住以减少热量散失。摆正体位,将头摆成“鼻吸位”(新生儿仰卧或侧卧,颈部轻度伸仰到吸气位置),为使新生儿保持正确体位,仰卧时可在其肩胛下垫一折叠的毛巾(垫高 2～3 cm)。迅速清理呼吸道,先吸口腔后吸鼻腔(因鼻腔较敏感,吸引鼻腔时比吸口腔时更容易受刺激而引发呼吸运动,易造成口腔咽部的黏液、羊水在清理之前被吸入肺内),过度用力吸引可能导致喉痉挛和迷走神经性的心动过缓并使自主呼吸出现延迟,因此应限制吸管插入的深度和吸引时间(<10 秒/次),吸引器的负压不超过 13.3 kPa(100 mmHg)。用温热干毛巾快速擦干全身。重新摆正头部,使颈部轻微伸仰保持气道最佳开放状态。如患

儿仍无呼吸,可拍打或弹足底 2 次或沿身体长轴快速摩擦腰背皮肤 1～2 次来促使呼吸出现。如出现正常呼吸、心率>100 次/分、肤色红润做好观察。如出现正常心率、呼吸,但有中心性发绀则予常压吸氧。如这些努力无效则需要正压通气。

B(正压通气):如经上述处理仍无规律呼吸建立,出现持续呼吸暂停或喘息或心率<100 次/分或婴儿经 100%浓度常压给氧仍持续中心性发绀,应进行正压通气。正压通气可使用气流充气式气囊、自动充气式气囊等设备。通气频率一般为 40～60 次/分(胸外按压时为30 次/分)。最初的几次正压呼吸需要 2.9～3.9 kPa(30～40 cmH_2O)[早产儿 2.0～2.5 kPa(20～25 cmH_2O)],以后维持在 2.0 kPa(20 cmH_2O),如无法监测压力应该使用能使心率增加的最小压力。充分的人工呼吸应显示双肺扩张,可由胸廓起伏、呼吸音、心率及肤色来评价,如胸廓扩张不良可能与密闭不良、气道阻塞或压力不足有关,应重新调整面罩位置(面罩应正好封住口鼻)或纠正患儿头部位置或检查并清除气道分泌物或增大压力,必要时气管插管。在新生儿复苏过程中应用气管插管术有以下几个指征:需要气管内吸引胎粪;复苏囊面罩通气无效或需长时间使用;需要胸外按压;需要气管内给药。正压通气 30 秒后如有自主呼吸,且心率>100 次/分、肤色红润可停止正压通气。如自主呼吸不充分,或心率<100 次/分,须继续正压人工呼吸。如心率<60 次/分,继续正压人工呼吸并开始胸外按压。持续气囊面罩人工呼吸>2 分钟可产生胃充盈,应常规插入 8Fr 胃管,用注射器抽气和在空气中敞开端口来缓解。

C(胸外按压):100%氧充分正压通气 30 秒后如心率<60 次/分,开始胸外按压,并继续正压通气。胸外按压的部位位于胸骨下 1/3 处(两乳头连线下方,剑突之上)。按压深度为胸廓前后径的 1/3,产生可触及的脉搏为有效。按压有 2 种方法:双拇指重叠或并列按压,其余手指环抱胸廓支撑背部(双拇指-环抱术);或以右手示、中指指尖放在胸骨上按压,另一手支撑背部(双指法)。因为双拇指-环抱术比双指法可产生更高的收缩期峰值和冠状动脉灌注压,所以建议采用前者。然而当需要进行脐插管术时,双指法也许更合适。胸外按压下压时间稍短于放松时间,这样的按压比率在理论上可以提供更多的血流,同时胸外按压与通气应该协调一致,避免同时施行。在放松时,胸壁应被完全扩张,但复苏者的拇指不应离开胸壁。胸外按压与通气应达到3∶1,即每分钟 120 次动作中给予 90 次胸外按压和 30 次通气,约 1/2 秒的时间完成每次动作,2 秒完成一个循环(做 3 次胸外按压和 1 次正压通气)。30 秒后再次评估心率,协调的胸外按压

与通气应持续到自主心率>60次/分。如心率仍<60次/分,除继续胸外按压外,考虑使用肾上腺素。

D(用药):在新生儿复苏时,很少需要用药。但如果30秒100%氧正压通气和胸外按压后心率仍持续<60次/分,则需要使用肾上腺素。①1∶10 000肾上腺素0.1~0.3 mL/kg,过去的指南推荐通过气管插管给予初始剂量的肾上腺素,然而动物实验研究表明使用该推荐剂量插管内给药无效,插管内给予肾上腺素其剂量需较现在的推荐剂量高出很多,而高浓度、大剂量肾上腺素可导致新生儿高血压、心肌功能下降和神经功能受损。因此现在主张通过静脉给药。需要时3~5分钟重复1次(心率>100次/分停止给药)。②扩容剂:当怀疑新生儿有失血或出现休克症状(皮肤苍白、低灌注、脉搏弱)和对复苏措施无明显反应时,应考虑使用扩容剂。等张晶体液较清蛋白好,推荐用生理盐水,剂量为10 mL/kg,静脉缓慢推入(>10分钟),必要时可重复给予。当复苏早产儿时避免扩容剂输注太快,因为快速输注大量溶液可导致脑室内出血。③碳酸氢钠:在一般的心肺复苏过程中不鼓励使用碳酸氢钠,但在对其他治疗无反应时或严重代谢性酸中毒时可使用。剂量为2 mmol/kg,用5%(0.6 mmol/mL)碳酸氢钠溶液3.3 mL/kg,用等量5%~10%葡萄糖溶液稀释后经脐静脉或外周静脉缓慢注射(>5分钟)。注意碳酸氢钠的高渗透性和产生CO_2的特性可对心肌和大脑功能有害,应在建立充分的人工呼吸和血液灌注后应用。④纳洛酮:不推荐在产房新生儿呼吸抑制的初步复苏过程中使用纳洛酮。如果需要使用纳洛酮,心率和肤色必须首先被通气支持纠正。首选的途径是静脉或肌内注射。推荐剂量为0.1 mg/kg。有报告提示吸毒母亲出生的婴儿给予纳洛酮后导致癫痫发作,因此纳洛酮应避免应用于那些长期暴露于阿片类物质母亲出生的新生儿身上。纳洛酮较母源性阿片类物质的半衰期更短,因此应严密监测新生儿,如反复呼吸暂停或通气不足,应给予后续剂量的纳洛酮。

(三)复苏后护理

1.加强监护

复苏后的新生儿不应将其视同正常新生儿对待,而必须给予密切观察监护,监护内容有以下几种。

(1)生命体征:包括呼吸、心率、血压、氧饱和度,呼吸是监护的重点,应密切观察呼吸的频率、节律的变化,注意有无呼吸困难。若复苏后患儿呼吸已正常2天后又加快者,常是继发肺炎的征兆。

(2)重要脏器受损的表现:观察患儿反应是否灵敏,有无两眼凝视、四肢抖动、肌张力改变、颅内压增高等神经系统表现;记录出入液量尤其注意小便的次数、量以及颜色,了解肾功能情况;注意观察有无腹胀、呕吐咖啡色物等应激性溃疡表现及腹胀、胃潴留、便血等坏死性小肠结肠炎表现等。

(3)皮肤颜色:如有发绀应仔细查找原因,及时处理。

(4)监测各种实验室检查结果:血气分析、血钾、血氯、血钠;血糖、血胆红素、心肌酶谱、肌酐、尿素氮等。

2.保证营养

维持血糖正常,严防低血糖造成神经系统损伤。如无并发症生后半小时可吸吮母亲乳头;重度窒息儿复苏恢复欠佳者,适当延迟开奶时间,并防止呕吐物吸入再次引起窒息,如果喂养不能保证营养者予静脉补液。

3.预防感染

曾气管插管,疑有感染者用抗生素预防感染,加强新生儿口腔、皮肤、脐部护理,工作人员应严格执行无菌操作技术,接触患儿前洗手。

(四)维持合适体温

有缺氧缺血损伤的婴儿应避免体温过高。必要时应用人工低温疗法如适度的全身低温(34~34.5 ℃)或选择性脑部低温(34~35 ℃),但目前尚无足够的证据常规推荐使用。

(五)安慰家长

耐心细致地解答病情,取得家长的理解,减轻家长的恐惧心理,得到家长最佳的配合。

第四节　新生儿缺氧缺血性脑病

一、概念

新生儿缺氧缺血性脑病(hypoxic-ischemicencephalopathy,HIE)是指围产期窒息引起新生儿脑损伤,是新生儿窒息后严重的并发症之一。病情重,病死率高,少数幸存者常留下永久性功能性神经功能缺陷,如智力障碍、癫痫、脑性瘫痪等。

二、病因

HIE的发生主要与围产期窒息有关。缺氧是该病的核心，凡是造成胎儿血液循环和/或气体交换障碍引起血氧浓度降低的因素均可引起HIE。

(一)产前缺氧

主要表现为胎儿宫内窘迫，其原因可能与孕母患有全身性疾病有关，如妊娠高血压综合征、贫血、糖尿病、心肺疾病等；也可由于胎盘、脐带异常，影响了胎盘的血液供应和胎-母间气体交换所致。

(二)出生时窒息

其原因可以是宫内窘迫的延续，也可以是由各种原因的异常分娩，或分娩过程中吸入大量羊水、胎粪所致，不恰当的复苏可以加重、延长缺氧状态。

(三)生后缺氧

主要原因是严重影响机体氧合状态的新生儿疾病，如胎粪吸入综合征、肺透明膜病、频发的呼吸暂停、严重溶血、休克等。

三、发病机制

(一)脑血流改变

缺氧和酸中毒导致体内血流重新分布，以保证心、脑、肾等重要器官的血液供应。若缺氧状态持续存在，得不到改善，脑血流代偿机制就会失败，从而脑血流量减少，最终引起缺氧缺血性脑损伤。

(二)脑组织代谢改变

脑组织所需的能量来源于葡萄糖的氧化过程。机体缺氧时无氧酵解使糖耗量增加、乳酸堆积，导致低血糖和代谢性酸中毒，ATP产生减少。此外缺氧还导致细胞膜钠泵、钙泵功能不足，使钠离子、钙离子进入细胞内，激活某些受其调节的酶，破坏脑细胞膜的完整性及通透性。

(三)神经病理学改变

脑部缺氧时足月儿常见的神经病理学改变是皮质梗死及深部灰质核坏死；早产儿则脑室周围出血和脑室内出血多见，其次是白质病变。

四、临床表现

HIE大多出现在生后3天内，主要表现为意识障碍、肌张力低下、中枢性呼吸衰竭。病情轻重不一，临床将其分为3度。

(一)轻度 HIE

主要表现为兴奋、易激惹,肢体及下颌可出现颤动,吸吮反射正常,拥抱反射活跃,肌张力正常,呼吸平稳,前囟平,一般不会出现惊厥。上述症状一般在生后24 小时内明显,3 天内逐渐消失,预后良好。

(二)中度 HIE

表现为嗜睡、反应迟钝,肌张力减低,肢体自发动作减少,可出现惊厥。前囟张力正常或稍高,拥抱反射和吸吮反射减弱,瞳孔缩小,对光反射迟钝。症状在生后 72 小时内明显,病情恶化者嗜睡程度加深甚至昏迷,反复抽搐,可留有后遗症。

(三)重度 HIE

患儿意识不清,常处于昏迷状态,肌张力低下,肢体自发动作消失,惊厥频繁,反复呼吸暂停,前囟张力高,拥抱反射、吸吮反射消失,瞳孔不等大或瞳孔放大,对光反应差,心率减慢。脑电图及影像学诊断明显异常,脑干诱发电位也异常。重度患儿死亡率高,存活者多数留有后遗症。

五、辅助检查

(一)头颅 B 超

头颅 B 超可检测脑血流速度及阻力指数,对诊断和判断预后有帮助。

(二)头颅 CT

对脑水肿、脑梗死、颅内出血类型及病灶部位有确诊价值。

(三)磁共振

有助于超声和 CT 不能检测出部位的诊断,可检测出高能磷酸代谢物的相对浓度。

(四)脑电图

利于临床确定脑病变的严重度、惊厥的鉴别和判断预后。

(五)血液检查

血气分析可有 $PaCO_2$ 升高、PaO_2 降低、pH 降低;血生化检查有血清钾、血清钠、血清钙、血清镁及血糖降低,血清磷酸肌酸激酶脑型同工酶可帮助判断脑组织损伤的严重程度和判断预后。

六、治疗

(一)支持治疗

改善通气,纠正酸中毒;保持血压稳定,保证充分的脑血流灌注;纠正低血糖等。

1.供氧

选择适当的供氧方式,维持血气和 pH 在正常范围。

2.纠正酸中毒

改善通气目的是纠正呼吸性酸中毒,在此基础上可适当使用碳酸氢钠以纠正代谢性酸中毒。

3.保持良好的脑部灌注

维持有效循环,血压低者应用多巴胺和多巴酚丁胺静脉滴注纠正低血压。

4.维持正常的血糖水平

因新生儿尤其是早产儿肾糖阈低,输糖速度过快易造成高血糖、糖尿,故强调均匀滴入,一般以每分钟6～8 mg/kg的速度滴入葡萄糖。

(二)控制惊厥

首选苯巴比妥,负荷量为 20 mg/kg,1 次或分 2 次静脉缓慢滴注。若不能控制惊厥,1 小时后可加用 10 mg/kg,惊厥控制后改为维持量 5 mg/(kg·d)维持。如果苯巴比妥不能控制惊厥,可加用地西泮或水合氯醛控制。地西泮和水合氯醛起效快、排泄快,不易蓄积中毒;而苯巴比妥钠半衰期长,排泄慢,达到负荷量后如再加大剂量,易引起蓄积中毒。

(三)治疗脑水肿

控制液体入量是预防和治疗脑水肿的基础,每天液体总量不超过 60～80 mL/kg。颅内压增高时,首选利尿剂呋塞米,每次 1 mg/kg,静脉注射;严重者可用 20%甘露醇,每次 0.25～0.5 g/kg,静脉注射,每4～6 小时1 次,连用 3～5 天。

亚低温治疗:采用人工诱导的方法适当降低脑温 2～4 ℃,以达到降低脑组织的热能需求和耗氧量的作用,同时还可保护血-脑屏障,减轻脑水肿,与其他治疗措施起协同作用。大量研究证明亚低温疗法对缺氧缺血性脑损伤具有明显的保护作用;同时对全身各器官和内环境无明显不良影响。

七、护理措施

(一)病情观察

患儿神经功能稳定性差,对外界的干扰有较强的反应,易出现生命体征的变化,要特别注意观察呼吸节律、频率的变化及有无呼吸暂停等;同时还应注意有无体温不升或体温过高。注意观察患儿的神志、瞳孔、前囟张力、肌张力及抽搐等症状,一旦发现颅内高压和其他器官受损的表现时,应通知医师并遵医嘱给予镇静、吸氧、止痉、降颅内压、抢救呼吸衰竭等治疗和护理。

(二)吸氧

脑组织对缺氧极为敏感,尽早合理的给氧是提高血氧浓度,减轻脑损伤的关键。如果脑组织持续缺氧,就可产生不可逆的损害。新生儿可选用鼻导管、面罩、头罩给氧,必要时使用机械通气辅助呼吸,维持 PaO_2 10.7～13.3 kPa(80～100 mmHg),$PaCO_2$ 4.7～5.3 kPa(35～40 mmHg)。给氧过程中,注意调节氧浓度及氧流量,避免长时间高浓度给氧造成晶状体后纤维组织增生(ROP)和支气管发育不良(BPD)。

(三)呼吸道管理

新生儿易发生呕吐或痰液堵塞而加重缺氧,因此必须及时清理呼吸道分泌物及呕吐物,保持呼吸道通畅。

(四)保暖

在整个治疗过程中(亚低温治疗除外)应注意保暖,维持体温在 36～37 ℃。一切治疗和护理操作均在箱内集中进行,尽量减少打开箱门的次数,维持箱温的恒定。

(五)喂养护理

由于新生儿吸吮能力差,使得摄入量减少,热能供给不足,部分血浆蛋白直接作为热能供给被消耗,因此应及早给予合理的喂养,保证充足的热量供给。在喂养的过程中,应严密观察患儿的面色、呼吸,有无呕吐,防止窒息的发生。如果不能吸吮,可采用鼻饲管喂养,以保证充足的热量供给。有呕吐及喂养困难者应静脉补液以保证热量供给。

(六)基础护理

保持周围环境安静。各项护理操作集中进行,动作轻柔,技术娴熟,减少对患儿的刺激。严格遵守消毒隔离制度和无菌操作规程，认真执行手卫生规范，预防交叉感染。加强患儿口腔、眼部、脐部、臀部护理，保持全身皮肤清洁干燥。

八、康复指导

诊断为HIE的存活患儿中有25%～30%留有不同类型和程度的远期后遗症。轻度表现为学习不能、入学困难、行为问题、多动症、注意力障碍和特殊的神经心理障碍性疾病等；严重的神经伤残远期表现为中-重度精神发育迟缓、脑瘫、听力丢失、失明和惊厥性疾病等。新生儿出生体重越小，其发生神经伤残的可能性越大，程度越重。对脑损伤新生儿进行早期干预，减轻神经伤残程度在近年越来越受到重视。0～3岁是中枢神经系统快速发育的阶段，脑部可塑性最佳，早期干预可以促进脑细胞的修复，神经纤维代偿性生长，从而有效改善脑功能。大量研究证明，对脑损伤新生儿有计划、有针对性地进行康复训练和药物治疗，其远期预后明显好于其他脑损伤患儿。

（一）定期随访

诊断为HIE的患儿出院后随访是关键，足月儿日龄12～14天，早产儿矫正胎龄42周可行新生儿行为神经测定（NBNA），总分为40分，小于35分的患儿评估其预后不良的敏感度为96.3%。新生儿期以外可行儿童发育商（DQ）测定，85分为及格，分值没有上限，6个月内每月随访1次，6个月至1岁期间每2个月随访1次，1岁以后每3个月随访1次。

（二）早期干预

婴幼儿神经系统发育是一个连续过程，康复治疗贵在坚持，且治疗时间越早效果越好。主要干预方法包括智力发育和动作发育的早期干预。

智力发育早期干预。①视觉刺激法：用颜色鲜艳的红球挂在婴儿床头，每天多次逗引婴儿注意，或让婴儿看人脸；②听觉刺激法：每天听音调悠扬的优美乐曲，每天3次，每次15分钟；③触觉刺激：被动屈曲婴儿肢体，抚摸和按摩婴儿，以及变换婴儿姿势等；④前庭运动刺激：给予宝宝适度的摇晃和震荡。以上干预的选择因人而异，需在专业人员的指引下进行。

动作发育早期干预的方法主要为按摩、婴儿体操和主动运动训练。家属可以在医护人员的指导下进行，以便出院后可在家自行对宝宝进行干预，每天2～3次，于宝宝两餐之间清醒时进行为宜。

此外，根据患儿情况，在医师的指导下辅以使用高压氧和营养神经药物等相关治疗，以更大程度促进患儿脑神经细胞的修复。

第五节 新生儿颅内出血

新生儿颅内出血(intracranial hemorrhage of the newborn,ICHN)是主要由缺氧或产伤引起的严重脑损伤性疾病,主要表现为神经系统的兴奋或抑制症状。早产儿多见,病死率高,存活者常留有神经系统后遗症。

一、概述

新生儿颅内出血主要由缺氧和产伤引起。

(一)缺氧

凡能引起缺氧的因素均可导致颅内出血,以早产儿多见。如宫内窘迫、产时及产后窒息缺氧,导致脑血管壁通透性增加,血液外渗,出现脑室管膜下、蛛网膜下腔、脑实质出血。

(二)产伤

产伤以足月儿、巨大儿多见。如胎头过大、头盆不称、急产、臀位产、高位产钳、负压吸引助产等,使胎儿头部受挤压、牵引导致大脑镰、小脑幕撕裂,引起硬脑膜下出血,脑表面静脉撕裂常伴有蛛网膜下腔出血。

(三)其他

快速输入高渗液体、机械通气不当、血压波动过大、颅内先天性血管畸形或全身出血性疾病等也可引起。

二、护理评估

(一)健康史

评估患儿有无窒息缺氧及产伤史;评估患儿惊厥发作的次数、部位、程度、持续时间及意识障碍、发绀、脑性尖叫等症状。

(二)身体状况

临床表现主要与出血部位和出血量有关,多于生后1～2天内出现。

(1)意识改变:激惹、过度兴奋或表情淡漠、嗜睡、昏迷等。

(2)颅内压增高表现:脑性尖叫、惊厥、前囟隆起、颅缝增宽等。

(3)眼部症状:凝视、斜视、眼球固定、眼震颤,并发脑疝时可出现两侧瞳孔大小不等、对光反射迟钝或消失。

(4)呼吸改变:增快或减慢、不规则或暂停等。

(5)肌张力及原始反射改变:肌张力早期增高以后减低,原始反射减弱或消失。

(6)其他表现:黄疸和贫血。

(7)后遗症:脑积水、智力低下、癫痫、脑瘫等。

(三)心理-社会状况

多数家长对该病的严重性、预后缺乏认识;因担心孩子致残,家长可出现焦虑、恐惧、内疚、悲伤等反应。应重点评估家长对该病的认知态度及心理、经济承受能力。

(四)辅助检查

头颅B超、CT检查可提供出血部位和范围,有助于确诊和判断预后;腰椎穿刺脑脊液检查为均匀血性,镜下有皱缩红细胞,有助于脑室内及蛛网膜下腔出血的诊断,但病情重者不宜行腰穿检查。

(五)治疗原则及主要措施

(1)镇静止惊:选用苯巴比妥钠、地西泮等。

(2)止血:选用维生素 K_1、酚磺乙胺(止血敏)、卡巴克络(安络血)、巴曲酶(立止血)等,必要时输新鲜血、血浆。

(3)降低颅内压:选用呋塞米静脉注射,并发脑疝时应用小剂量20%甘露醇静脉注射。

(4)给氧:呼吸困难、发绀者吸氧。

三、常见护理诊断/问题

(1)潜在并发症:颅内压增高。

(2)低效性呼吸形态:与呼吸中枢受损有关。

(3)有窒息的危险:与惊厥、昏迷有关。

(4)营养失调:低于机体需要量与摄入不足及呕吐有关。

(5)体温调节无效:与体温调节中枢受损有关。

(6)焦虑、恐惧(家长):与患儿病情危重及预后差有关。

四、护理措施

(一)降低颅内压

(1)减少刺激,保持安静:所有护理操作与治疗尽量集中进行,动作要轻、稳、准，尽量减少移动和刺激患儿，静脉穿刺选用留置针，减少反复穿刺，以免加重颅内出血。

(2)护理体位：抬高头肩部15°～30°，侧卧位或头偏向一侧。

(3)严密观察病情：观察患儿生命体征、神志、瞳孔、囟门、神经反射及肌张力等变化，及时发现颅内高压。

(4)遵医嘱降颅压：有颅内压增高时选用呋塞米降颅压；当出现两侧瞳孔大小不等、对光反射迟钝或消失、呼吸节律不规则等应考虑并发脑疝，选用20%甘露醇降颅压。

(二)防止窒息，改善呼吸功能

及时清除呼吸道分泌物，保持呼吸道通畅，防止窒息；合理用氧，改善呼吸功能，呼吸衰竭或严重呼吸暂停者需气管插管、机械通气。

(三)保证营养和能量供给

不能进食者，应给予鼻饲，遵医嘱静脉输液，每天液体量为60～80 mL/kg，速度宜慢，于24小时内均匀输入，以保证患儿营养和能量的供给。

(四)维持体温稳定

体温过高时给予物理降温，体温过低时采用远红外辐射保温床、暖箱或热水袋保暖。

第六节　新生儿化脓性脑膜炎

一、概述

新生儿化脓性脑膜炎是新生儿期由各种化脓性细菌引起的中枢神经系统感染性疾病。该病常继发于败血症，临床症状不典型，颅内压增高出现较晚，一般认为败血症患者凡有以下任何表现：如意识障碍、眼部异常、可疑颅内压增高征或惊厥，均应立即做脑脊液检查确诊。

二、病情观察与评估

(一)生命体征

监测生命体征，观察有无体温不升或发热、呼吸暂停、血压波动及脉压变化。

(二)症状体征

(1)观察感染病灶,如脐部、皮肤、呼吸道等感染。

(2)观察神经系统症状,如有无嗜睡、易激惹、惊跳、尖叫等;有无双眼凝视、落日眼、眼球震颤或斜视、瞳孔对光反射迟钝或大小不等;有无前囟紧张、饱满、骨缝进行性增宽等颅内压增高征;有无眼睑抽动或面肌小抽动、阵发性面色发绀等惊厥发作表现。

(三)安全评估

(1)评估有无因惊厥导致窒息的危险。

(2)评估有无因抽搐导致外伤的危险。

三、护理措施

(一)环境与休息

保持环境安静,减少刺激,护理操作集中进行,不随意搬动头部。

(二)气道护理

保持呼吸道通畅,应少量多餐,避免呕吐,呕吐时及时清除鼻咽部分泌物及呕吐物,以防窒息。

(三)体温护理

高热者给予温水浴、合理下调暖箱温度、松解包被等物理降温方式,不宜药物降温、乙醇擦浴。

(四)急救护理

(1)床旁备齐急救用物,如吸氧、吸痰、气管插管用物,镇静药物等。

(2)发生惊厥、昏迷等病情骤变时,及时报告医师并进行相应处理。

四、健康指导

(一)住院期

(1)告知家属化脓性脑膜炎发生的原因、治疗过程与进展,缓解家属的恐惧感。

(2)告知家属腰穿对疾病诊断及治疗至关重要,取得家属理解及配合。

(二)居家期

(1)保持室内空气新鲜,每天开窗通风 2 次,每次 15～30 分钟。减少来访人员,预防感染。

(2)教会家属正确皮肤护理、脐部护理方法,避免发生感染等。

(3)指导有功能障碍患者家属坚持进行康复锻炼,定期随访。

第七节　新生儿坏死性小肠结肠炎

一、疾病概述

新生儿坏死性小肠结肠炎(necrotizing enterocolitis of newborn,NEC)是一种严重威胁新生儿的胃肠道急症,发病率为1‰~5‰,多发于早产儿,且病死率高。新生儿坏死性小肠结肠炎临床以腹胀、呕吐、腹泻、便血为主要临床表现;起病急,可危及生命。

(一)病情进展分期

贝尔分期修正标准:包括临床表现、实验室检查及治疗。详见表4-2。

表4-2　新生儿坏死性小肠结肠炎的贝尔分期修正标准

分期	全身症状	肠道症状	X线表现	治疗
ⅠA:疑似NEC	体温不稳定,呼吸暂停、心动过缓、倦怠	鼻饲残留增加、轻度腹胀、呕吐、便血阳性	正常或肠管扩张、轻度梗阻	禁食、抗生素3天
ⅠB:疑似NEC	同上	直肠出鲜红血	同上	同上
ⅡA:确诊NEC轻度病变	同上	上述+肠鸣音减弱或消失、有或无腹肌紧张	肠管扩张、梗阻、积气	禁食、如检查在24~48小时内正常,抗生素9~10天
ⅡB:确诊NEC中度病变	上述+轻度代酸和轻度血小板减少症	上述+明确的腹肌紧张、有或无蜂窝织炎或右下腹包块,肠鸣音消失;同ⅡA有或无门静脉积气、有或无腹水	同上	禁食、抗生素14天、碳酸氢钠纠正酸中毒
ⅢA:进展NEC严重病变肠壁未穿孔	同ⅡB,+低血压、心动过缓、严重呼吸暂停、混合型呼吸和代谢性酸中毒、播散性血管内凝血、中性粒细胞减少症、无尿症	上述+弥漫性腹膜炎、明显的腹肌紧张、腹胀、腹壁红斑	同ⅡB、明显腹水	同上+补液200 mL(kg·d)、新鲜冰冻血浆、正性肌力药、气管插管通气治疗、穿刺术、如患者药物治疗24~48小时无改善则外科干预
ⅢB:进展NEC严重病变肠壁穿孔	同Ⅲ期	同Ⅲ期	同上述ⅡB+气腹	同上+外科干预

(二)症状和体征

详见图 4-1。

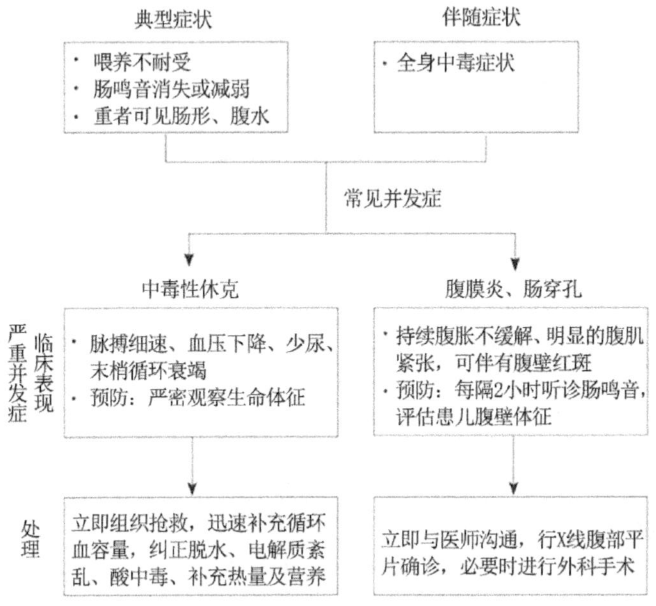

图 4-1　NEC 临床症状

(三)相关检查指标

1.X 线腹部平片

有肠壁积气、肠管扩张、肠腔多个液平面特征性表现时可确诊为 NEC。详见图 4-2。

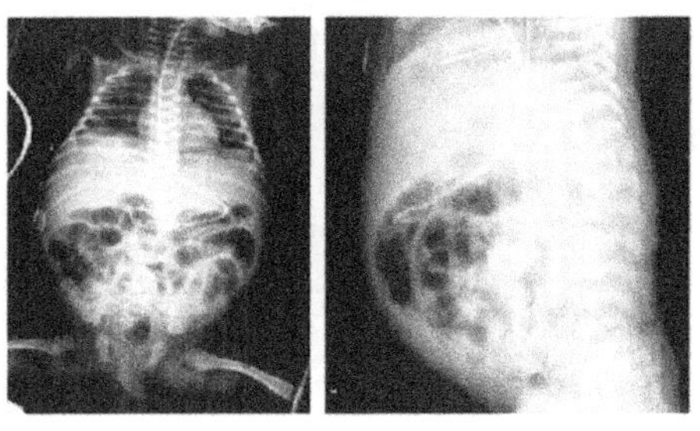

图 4-2　X 线腹部平片

2.血常规、C 反应蛋白

须结合临床症状考虑有无细菌感染。

3.血培养

确诊感染细菌的种类。

4.粪隐血试验(+)、动态血红蛋白(HGB)

提示有无消化道潜在或大量出血情况。

5.血气分析、电解质、肝功能、肾功能

对于长期禁食患儿且全身感染,了解内环境是否稳定。

二、治疗概述

病情进展可根据贝尔分期修正标准分为3期。Ⅰ期、Ⅱ期时以内科保守治疗为主:须密切观察腹胀情况,定时量腹围;及时纠正酸中毒。对于确诊患儿应禁食、胃肠减压并同时予以营养支持;积极预防休克、肠穿孔等并发症的发生,Ⅲ期必要时须采取手术干预。

三、护理评估、诊断和措施

(一)NEC常见护理问题

1.症状相关

(1)舒适度的改变:腹胀、腹痛。与肠壁组织坏死、炎症有关。

(2)体液不足的危险:与腹水致体液丢失过多、补充不足有关。

(3)体温过低:体温≤36 ℃,与患儿保暖不当、体温中枢发育不完善有关。

2.治疗相关

(1)有感染的危险:与造瘘袋维护不当有关。

(2)有受伤的危险:与胃肠减压负压吸引力过大、清洁灌肠有关。

3.并发症相关

(1)潜在并发症:中毒性休克,与肠壁组织坏死、毒素吸收有关。

(2)潜在并发症:腹膜炎,与肠壁组织坏死有关。

(二)家庭基本资料

个人病史:患儿有无窒息史、高渗乳汁喂养史、感染、早产等引起NEC的危险因素。

1.早产儿

胃肠道功能不完善,细菌易在胃肠道繁殖并产生炎症反应。

2.感染

致肠道缺乏分泌型IgA、细菌分泌内毒素,入侵肠黏膜。

3.缺血后再灌注损伤

血液重新分布,肠系膜血管强烈收缩,致缺血,甚至坏死。

4.高渗乳汁喂养不当

可损伤肠黏膜,高渗乳汁中营养物质利于细菌生长。

(三)健康管理

1.体液不足的风险

患儿腹泻、呕吐为NEC患儿的术前的典型症状,此阶段的患儿不能耐受经肠道喂养,若未给予足够的肠外营养支持,可发生休克、低血糖。

(1)相关因素:腹泻、呕吐、静脉补液不足。

(2)护理诊断:体液不足的危险、有血糖不稳定的危险。

(3)护理措施:①严密观察患儿生命体征变化;每班评估患儿的神志、皮肤弹性、口唇黏膜、囟门及眼眶凹陷。②开放静脉,遵医嘱给予扩容、肠外营养支持。③观察呕吐色、性质、量;观察腹泻色、性质、量;每天测体重、记录24小时尿量。④暖床可在床表面覆盖保鲜膜,减少隐性失水;暖床/暖箱每班加水,保持相对湿度50%～60%。

2.有受伤的危险

腹胀为NEC患儿的首发临床症状。保守治疗或术前的患儿须行胃肠减压或清洁灌肠。在治疗过程中,可能存在肠黏膜受损的风险,当胃肠减压压力过大时可致胃肠黏膜出血;清洁灌肠操作不当严重时可致肠穿孔。

(1)相关因素:胃肠减压、清洁灌肠压力过大。

(2)护理诊断:有受伤的危险。

(3)护理措施:新生儿胃肠减压压力为8.0～13.3 kPa(60～100 mmHg);清洁灌肠须量出为入。严格遵循新生儿护理常规。

胃肠减压护理:①确认患儿信息,并协助患儿摆舒适体位。②插胃管,调节吸引装置负压,用固定装置将引流管固定于床单。③胃肠减压开始后30分钟检查整个系统,确定在有效吸引中,再每2小时巡视一次。④告知患儿家长留置胃管减压期间的注意事项:禁止饮水和进食,保持口腔清洁,使患儿舒适,用清水清洁鼻腔每天两次或需要时口腔护理。⑤协助患儿取舒适体位,整理床单位。清理用物。

新生儿清洁灌肠。①确认患儿身份,协助患儿摆正确体位,取左侧卧位,膝屈曲,臀部移至床沿,垫一次性中单于臀下,盖被保暖;如患儿肛门外括约肌失去控制能力,可取仰卧位,臀下垫便盆。②暴露肛门,灌肠筒挂于输液架上,液面距肛门40～60 cm,弯盘置臀边,润滑肛管前端,排出肛管内空气和冷溶液,夹紧橡胶管,暴露肛门,嘱患儿张口呼吸,放松腹部。③插入肛管:将肛管轻轻插入直肠，固定肛管，松开夹子，使溶液缓缓注入。④拔出肛管：待溶液将完时，夹住橡胶管，卫生纸包住肛管，拔出放于弯盘内，擦净肛门，嘱患儿平卧，尽可能保留5～10 分钟，以便粪便软化。⑤排便。

3.有感染的风险

NEC 患儿术后手术伤口尚未闭合、造瘘袋维护不当，排便污染手术切口可致术后感染。

(1)相关因素：手术伤口感染、造瘘口污染、抵抗力弱。

(2)护理诊断：有感染的危险。

(3)护理措施：患儿体温≤38 ℃；未发生手术伤口感染、造瘘口渗液等感染征象。①手术后，护理人员应保持手术伤口、造瘘口清洁；及时更换伤口敷料；避免造瘘口粪便污染手术伤口。②重点监测：每隔 4 小时监测体温，观察有无手术伤口感染、造瘘口渗液等。③洗手：接触患者前后、操作前后、戴脱手套前后均需洗手，使用六步法。④操作时严格遵守无菌消毒技术。

(四)营养与代谢

营养不良(风险)NEC 患儿以肠道功能紊乱为主要临床症状，临床上常以腹胀为首发症状，重者可见肠型，并伴有肠鸣音减弱或消失。早期 NEC 肠道症状表现为呕吐胆汁样胃液，后转为咖啡渣样，且量逐渐增加；故患儿在场功能恢复前需要长期禁食，从而加大营养不良的风险，而营养不良又可增加感染危险。

1.相关因素

呕吐、腹泻、肠道功能紊乱。

2.护理诊断

(1)营养失调的危险：低于机体需要量。

(2)营养失调：低于机体需要量。

3.护理措施

早产儿体重增长≥15 g/d；足月儿体重增长 18～20 g/d。

(1)持续营养状况评估：入院、每周或有营养失调可能时使用 STAMP 量表进行营养风险评估；每天测量患儿的体重，每周测头围；血清蛋白、转铁蛋白等生化试验对一些患儿也是有帮助的；每天监测患儿的 24 小时出入量。此外，应评估患儿喂养史。

(2)支持性营养治疗：对 NEC 术前、术后患儿应较早安排 PICC 置管，早日建立长效静脉通路以保证肠道外营养(TPN)的使用；必要时遵医嘱予以丙球、输血质品。

(3)当患儿可进行肠内营养时,应耐心喂养,保证每顿奶量完成;每次喂养前须评估患儿腹部体征,有无喂养不耐受;经鼻饲管喂养,每次喂养前须评估有无潴留。

(4)定时训练吸吮吞咽功能,鼓励经口喂养。

(五)排泄

NEC 可致腹泻,临床表现为排血便;腹泻可导致脱水,电解质紊乱或肛周黏膜破损,严重时可导致中毒性休克。

1.相关因素

肠道炎症、坏死。

2.护理诊断

腹泻。

3.护理措施

排便≤3 次/天,肛周黏膜完整。

(1)观察大便次数、颜色、性状、量;测血压,密切观察生命体征的变化及有无脱水现象;当有休克的早期表现时应及时与医师沟通,配合扩容等急救处理。

(2)每天记录出入量,每天称体重;评估液体及饮食摄入量,评估肛周皮肤的完整性,保持肛周皮肤的清洁,预防红臀。

(3)评估腹泻的原因:如术前肠道感染造成的腹泻,护理人员应让患儿立即禁食,防止奶液加重肠道感染、加重腹泻;如术后喂养不耐受导致的腹泻,应与医师沟通,遵医嘱给予治敏奶喂养等。

第八节 新生儿高胆红素血症

一、疾病概述

(一)分类

新生儿高胆红素血症又称新生儿黄疸,是由于胆红素在体内积聚而引起。它可分为生理性黄疸及病理性黄疸。新生儿溶血病为临床最常见的病理性黄疸,其发病率为 11.9%,当血中未结合胆红素增高,通过血-脑屏障,可引起胆红素脑病(核黄疸),严重时可致死亡,幸存者易留后遗症。可根据临床表现分为生理性黄疸与病理性黄疸，详见表 4-3。

表 4-3 生理性黄疸与病理性黄疸的鉴别

鉴别点	生理性黄疸	病理性黄疸
黄疸出现的时间	出生后 2～3 天出现黄疸 出生后 4～5 天达到高峰	出生后 24 小时内
黄疸持续时间及特点	两周内消退	足月儿大于两周，早产儿大于四周；退而复现或进行性加重
血清胆红素	足月儿<205 μmol/L(12 mg/dL) 早产儿<257 μmol/L(15 mg/dL)	足月儿>205 μmol/L(12 mg/dL) 早产儿>257 μmol/L(15 mg/dL) 血清结合胆红素>26 μmol/L(1.5 mg/dL)
伴随症状	无	感染等，常与病因相关

注：当出现以上任何一种病理性黄疸的特征表现时均应考虑为病理性黄疸。

1.判断生理性/病理性黄疸

首先根据黄疸发生发展的特点来区分属生理性还是病理性；病理性黄疸常伴有其他症状，且与其病因相关。

2.黄疸的程度

从黄染的部位和范围来估计血清胆红素，了解患儿病情进展。详见图 4-3 及表 4-4。

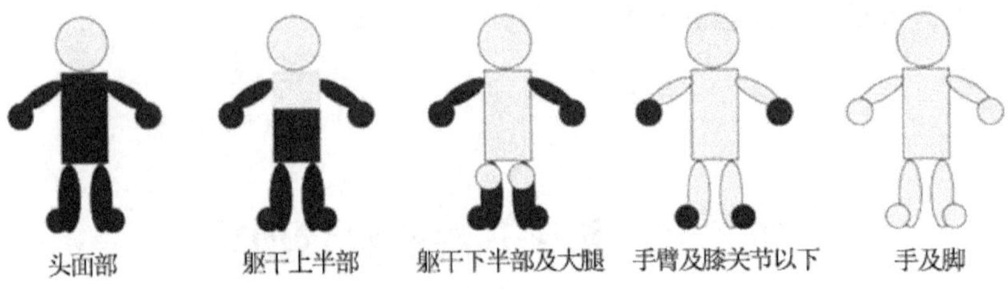

图 4-3 皮肤黄染示意图

表 4-4 皮肤黄疸分布与血清胆红素浓度的关系

黄疸出现的部位	血清胆红素[(μmol/L)(mg/dL)]	血清胆红素[(μmol/L)(mg/dL)]
头面部	100.9±5.1(5.9±0.3)	73.5～135.1(4.3～7.9)
躯干上半部	152.2±29.1(8.9±1.7)	92.3～208.6(5.4～12.2)

续表

黄疸出现的部位	血清胆红素[(μmol/L)(mg/dL)]	血清胆红素[(μmol/L)(mg/dL)]
躯干下半部及大腿	201.8±30.8(11.8±1.8)	138.5～282.2.(8.1～16.5)
手臂及膝关节以下	256.5±29.1(15.0±1.7)	189.8～312.9(11.1～18.3)
手及脚	>256.5(>15)	

(二)相关检查指标

1.血液检查

总胆红素测定及直接胆红素测定、红细胞计数、网织红细胞计数。

2.症状和体征

皮肤黏膜黄染、贫血、肝大等。新生儿红细胞破坏,可是胆红素释放入血,加重黄疸的程度;严重时可致贫血、肝脾功能亢进,从而造成贫血、肝脾增大。详见图 4-4。

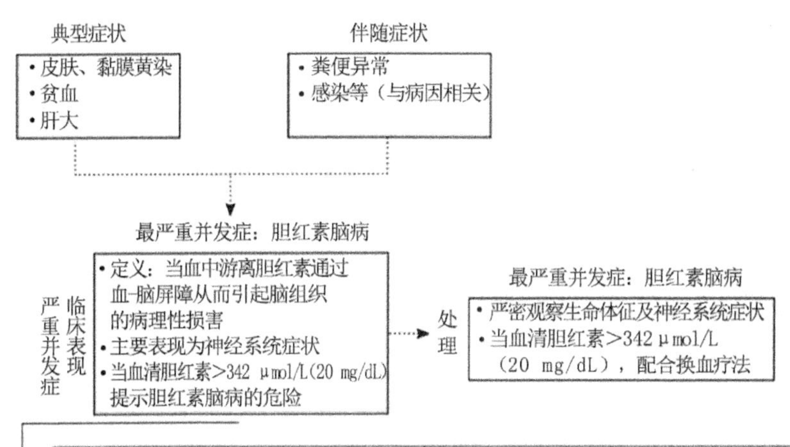

图 4-4 新生儿黄疸临床症状

3.血型鉴定

检查母婴血型可协助诊断是否为新生儿溶血病。

4.抗体测定

溶血病三项试验可确诊是否为新生儿溶血病。

二、治疗概述

应首先区分生理性黄疸或病理性黄疸，生理性黄疸一般无须治疗两周内可消退，病理性黄疸需要临床治疗及干预，应尽快找出病因，治疗原发病的同时，积极对症治疗。对症治疗包括光照疗法、换血治疗、纠正贫血及输清蛋白，纠正酸中毒等。新生儿黄疸常见护理问题表现如下。

(一)症状相关

1.排便异常

便秘或排绿糊便与肝肠循环增加有关。

2.活动无耐力

HGB≤140 g/L 与红细胞大量破坏，引起贫血有关。

(二)治疗相关

1.有受伤的危险

视网膜、会阴部损伤与光疗中的眼罩、尿布脱落有关。

2.皮肤完整性受损

光疗后出现皮疹、出血点与光疗不良反应有关。

3.体温过高

体温≥38 ℃与光疗箱温度设置过高有关。

(三)并发症相关

胆红素脑病与血清胆红素通过血-脑屏障有关。

三、护理评估、诊断和措施

(一)常见护理问题

1.生理性黄疸常见病因

(1)红细胞破坏胆红素释放入血。

(2)肝功能发育不完善，肝脏转化、排泄胆红素能力差。

(3)母乳性黄疸：母乳中含有较多脂肪酶及β葡萄糖醛酰苷酶，可抑制肝脏酶的活性，增加肝肠循环。母乳性黄疸是最常见的生理性黄疸。①特点：母乳喂养后4～5天出现黄疸，2～3周达高峰，4～12周后降至正常。②处理：停止母乳喂养24～72小时后，黄疸即下降。

2.病理性黄疸常见病因

(1)胆红素排泄障碍:肝炎、先天性胆道闭锁。

(2)胆红素结合障碍:糖尿病母亲的婴儿、先天性非溶性高胆红素血症。

(3)胆红素产生过多:新生儿溶血病、感染、肝肠循环增加、红细胞葡萄糖-6-磷酸脱氢酶缺乏症。

(4)新生儿溶血病:临床最常见病理性黄疸。指母婴血型不合,母血中血型抗体通过胎盘进入胎儿循环,发生同种免疫反应导致胎儿、新生儿红细胞破坏而引起的溶血。①ABO溶血:母亲O型,胎儿A或B型。ABO溶血是最常见的溶血类型,约50%在第一胎发病。②Rh溶血:母亲Rh阴性,胎儿Rh阳性。

(二)家庭基本资料

个人病史:评估患儿与母亲的血型,以确定是否为新生儿溶血症可能;有无感染史、母乳喂养史、胆道闭锁等相关可能导致新生儿黄疸的常见病因。

(三)健康管理

1.有受伤的危险

长期蓝光照射会损伤患儿视网膜、会阴部的功能。因此在光疗中须做好眼部、会阴部位的保护。

(1)相关因素:光照疗法中眼罩、尿布脱落。

(2)护理诊断:有受伤的危险。

(3)护理措施:在光疗过程中未发生眼罩、尿布脱落,无光疗引起的视网膜、会阴部损伤。妥善固定眼罩、尿布覆盖保护会阴部;光疗过程中每小时巡视。

2.有皮肤完整性受损的危险

由于蓝光照射对患儿皮肤的刺激,光疗后患儿皮肤可能出现皮疹、出血点等,一般无须干预,光疗停止后可自行消退。

(1)相关因素:光疗不良反应。

(2)护理诊断:皮肤完整性受损。

(3)护理措施:光疗后皮疹、出血点消退。①评估皮疹、出血点发生的原因,若为疾病原因引起的出血点应及时与医师沟通。②皮疹、出血点为光疗后的常见并发症,一般光疗后可自行消退;光疗中每小时巡视光疗箱的温度,可减少皮疹的发生。

(四)排泄

粪便形态的改变。经肠道排泄是胆红素的重要排泄途径。当患儿便秘时,可加重肠肝循环，导致体内胆红素的积聚过多，进而加重黄疸的程度；而光照疗法的原理是促进患儿胆红素经肠道排出体外，粪便中伴有胆红素排泄时可呈现绿糊便，故护理人员可通过每天观察黄疸患儿的排便情况，以评估胆红素的代谢情况。

1.相关因素和临床表现

见图 4-5。

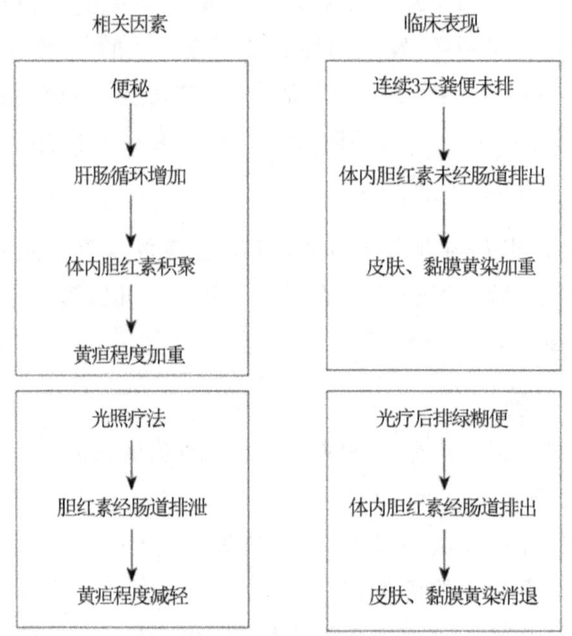

图 4-5　粪便形态改变的相关因素和临床表现

2.护理诊断

有便秘的危险。

3.护理措施

黄疸患儿每天排便。

(1)每天评估患儿有无排便及粪便的性状。

(2)每天按摩腹部，促进肠蠕动恢复。

(3)对于新生儿黄疸的患儿，可遵医嘱予助排便开塞露灌肠。

(五)活动和运动

新生儿出生后体缺氧或感染可使体内红细胞的大量破坏，严重时可致贫血，临床表现为精神萎靡、喂奶时吸吮无力、皮肤黏膜苍白；同时，红细胞破坏使大量胆红素释放入血，加重黄疸程度。

1.相关因素

新生儿出生后缺氧、感染、患儿与母亲血型不合造成溶血性黄疸时可导致红细胞大量破坏。

2.护理诊断

活动无耐力。

3.护理措施

患儿静脉 HGB≥140 g/L,毛细血管 HGB≥145 g/L。

(1)保证环境安静,集中治疗护理操作,保证患儿充足睡眠。

(2)沐浴方式选用床边擦浴,减少能量消耗。

(3)耐心喂养,保证患儿完成每次奶量。

(4)监测生命体征,了解患儿 HGB 的动态变化;护理人员应评估导致 HGB 破坏的原因(主要为感染、溶血、缺氧);溶血性黄疸是导致新生儿黄疸患儿中贫血发生的首要病因,对于此类患儿,护理人员应及时配合确诊病因,遵医嘱给予静脉输血、丙种球蛋白、清蛋白。

第九节 新生儿破伤风

一、概述

新生儿破伤风是因破伤风梭状杆菌经脐部侵入引起的一种急性严重感染,常在七天左右发病。临床上以全身骨骼肌强直性痉挛、牙关紧闭为特征,并发症多,病死率高,多与不规范接生方式有关。

二、病情观察与评估

(一)生命体征

监测生命体征,观察患者抽搐时有无心率、心律变化;有无呼吸频率、节律、深浅度变化,有无呼吸暂停。

(二)症状体征

(1)观察抽搐部位、强度、持续时间、间隔时间,有无角弓反张等惊厥表现。

(2)观察脐周有无红肿及分泌物。

(三)安全评估

(1)评估有无因惊厥导致窒息的危险。

(2)评估有无因惊厥导致外伤的危险。

三、护理措施

(一)控制惊厥

1.环境

单间隔离、专人看护,病室隔音、避光,避免诱发惊厥。

2.减少刺激

患者戴避光眼罩,操作在使用止痉剂后有序集中进行,必要时置PICC导管,既能解决无法经口喂养造成的能量营养不足,同时也避免因反复外周静脉穿刺诱发惊厥。

3.药物止惊

惊厥发作时遵医嘱尽快使用镇静剂,如地西泮。使用镇静剂过程中,速度应缓慢,避免引起呼吸抑制。

(二)气道护理

缺氧、发绀者给予间歇吸氧,抽搐者予呼吸气囊加压给氧。必要时床旁备气管切开包。

(三)脐部护理

保持脐部清洁干燥,遵医嘱用3%过氧化氢或1∶4 000高锰酸钾液清洗后涂以碘伏,必要时予破伤风抗毒素做脐周封闭。

(四)饮食护理

急性期禁食,以免误吸,静脉供给充足营养和热量。病情允许时,从鼻饲喂养过渡至经口喂养。

四、健康指导

(一)住院期

(1)告知家属破伤风发生原因、治疗过程及预后。

(2)告知家属安静环境对该病恢复的重要性,以及保护性约束的必要性,取得家属理解及配合。

(二)居家期

(1)告知家属新生儿护理和患者个性化护理要点,树立照护信心。

(2)告知家属此病多与生产时无菌技术不严格有关,如再次生育,应到规范医疗机构生产。

第五章 临床护理技术

第一节 皮 下 注 射

一、目的

(1)注入小剂量药物,用于不宜口服给药而需在一定时间内发生药效时。

(2)预防接种。

(3)局部供药,如局部麻醉用药。

二、评估

(一)评估患者

(1)双人核对医嘱。

(2)核对患者床号、姓名、住院号和腕带(请患者自己说出床号和姓名)。

(3)评估患者病情、意识状态、配合能力、用药史、药物过敏史、不良反应史等。

(4)向患者解释操作目的和过程,取得患者配合。

(5)查看注射部位皮肤情况(皮肤颜色,有无皮疹、感染)。

(6)协助患者取舒适坐位或卧位。

(二)评估环境

安静整洁,宽敞明亮,必要时遮挡。

三、操作前准备

(一)人员准备

仪表整洁,符合要求。洗手,戴口罩。

(二)按医嘱配制药液

(1)操作台上放置注射盘、纸巾、无菌治疗巾、无菌镊子、2 mL注射器、医嘱用药液、安尔碘、75%乙醇、无菌棉签。

(2)双人核对药液标签、药名、浓度、剂量、有效期、给药途径。

(3)检查瓶口有无松动、瓶身有无破裂、药液有无混浊、沉淀、絮状物和变质。

(4)检查注射器、安尔碘、75%乙醇、无菌棉签等,包装无破裂,在有效期内。

(5)按正规操作抽吸药液,并贴好标识,置于无菌盘内。

(6)再次核对药液,记录时间并签名。

(三)物品准备

治疗车上层放置无菌盘(内置抽吸好的药液)、治疗盘(安尔碘、75%乙醇)、注射单、快速手消毒剂,以上物品符合要求,均在有效期内。治疗车下层放置生活垃圾桶、医疗废物桶、锐器盒。

四、操作程序

(1)携用物推车至患者床旁,核对床号、姓名、住院号和腕带(请患者自己说出床号和姓名)。

(2)根据注射目的选择注射部位(上臂三角肌下缘、两侧腹壁、后背、股前侧和外侧等)。

(3)常规消毒皮肤,待干。

(4)二次核对患者床号、姓名和药名。

(5)排尽空气;取干棉签夹于左手示指与中指之间。

(6)一手绷紧皮肤,另一手持注射器,示指固定针栓,针头斜面向上,与皮肤呈30°～40°(过瘦患者可捏起注射部位皮肤,并减少穿刺角度)快速刺入皮下,深度为针梗的1/2～2/3;松开紧绷皮肤的手,抽动活塞,如无回血,缓慢推注药液。

(7)注射毕用无菌干棉签轻压针刺处,快速拔针后按压片刻。

(8)再次核对患者床号、姓名和药名,注射器按要求放置。

(9)协助患者取舒适体位,整理床单位,并告知患者注意事项。

(10)快速手消毒剂消毒双手,记录时间并签名。

(11)推车回治疗室,按医疗废物处理原则处理用物。

(12)洗手,根据病情书写护理记录单。

五、注意事项

(1)遵医嘱和药品说明书使用药品。

(2)长期注射者应注意更换注射部位。

(3)注射中、注射后观察患者不良反应和用药效果。

(4)注射<1 mL 药液时须使用 1 mL 注射器,以保证注入药液剂量准确无误。

(5)持针时,右手示指固定针栓,但不可接触针梗,以免污染。

(6)针头刺入角度不宜超过 45°,以免刺入肌层。

(7)尽量避免应用对皮肤有刺激作用的药物做皮下注射。

(8)若注射胰岛素时,需告知患者进食时间。

第二节　皮内注射

一、目的

(1)进行药物过敏试验,以观察有无变态反应。

(2)预防接种。

(3)局部麻醉的起始步骤。

二、评估

(一)评估患者

(1)双人核对医嘱。

(2)核对患者床号、姓名、住院号和腕带(请患者自己说出床号和姓名)。

(3)评估患者病情、意识状态、配合能力、用药史、药物过敏史、不良反应史。

(4)向患者解释操作目的和过程,取得患者配合。

(5)查看注射部位皮肤情况(皮肤颜色,有无皮疹、感染和皮肤划痕阳性)。

(6)协助患者取舒适坐位或卧位。

(二)评估环境

安静整洁,宽敞明亮,必要时遮挡。

三、操作前准备

(一)人员准备

仪表整洁,符合要求。洗手,戴口罩。

(二)按医嘱配制药液

(1)操作台(治疗室):注射盘、无菌治疗巾、无菌镊子、1 mL 注射器、药液、安尔碘、75%乙醇、无菌棉签等。

(2)双人核对药液标签,药名、浓度、剂量、有效期、给药途径。

(3)检查瓶口有无松动、瓶身有无破裂、药液有无混浊、沉淀、絮状物和变质。

(4)检查注射器、安尔碘、75%乙醇、无菌棉签、包装无破裂、是否在有效期内。

(5)按正规操作抽吸药液,并贴好标识,置于无菌盘内。

(6)再次核对皮试液,并签名。

(三)物品准备

治疗车上层放置无菌盘(内置已抽吸好的药液)、治疗盘(75%乙醇、无菌棉签)、备用(1 mL 注射器1 支、0.1%盐酸肾上腺素 1 支,变态反应时用)、快速手消毒剂、注射单,以上物品符合要求,均在有效期内。治疗车下层放置生活垃圾桶、医疗废物桶、锐器盒。

四、操作程序

(1)携用物推车至患者床旁,核对床号、姓名、住院号、腕带和药物过敏史(请患者自己说出床号和姓名)。

(2)选择注射部位(过敏试验选择前臂掌侧下 1/3;预防接种选择上臂三角肌下缘;局部麻醉则选择麻醉处)。

(3)75%乙醇常规消毒皮肤。

(4)二次核对患者床号、姓名和药名。

(5)排尽空气,药液至所需刻度,且药液不能外溢。

(6)一手绷紧局部皮肤,一手持注射器,针头斜面向上,与皮肤呈 5°刺入皮内。

(7)待针头斜面完全进入皮内后,放平注射器,固定针栓并注入 0.1 mL 药液,使局部形成一个圆形隆起的皮丘(皮丘直径 5 mm,皮肤变白,毛孔变大)。

(8)迅速拔出针头,勿按揉和压迫注射部位。

(9)20 分钟后观察患者局部反应,做出判断。

(10)协助患者取舒适体位,整理床单位。

(11)快速手消毒剂消毒双手,签名。

(12)推车回治疗室,按医疗废物处理原则处理用物。

五、20 分钟后判断结果

(1)核对患者床号、姓名、住院号和腕带(请患者自己说出床号和姓名)。

(2)须经两人判断皮试结果,并将结果告知患者和家属。

(3)洗手,皮试结果记录在病历、护理记录单和病员一览表等处。阳性用红笔标记“+”,阴性用蓝色或黑笔标记“-”。

(4)如对结果有怀疑,应在另一侧前臂皮内注入 0.1 mL 生理盐水,做对照试验。

六、皮内试验结果判断

(一)阴性

皮丘无改变,周围无红肿,并无自觉症状。

(二)阳性

局部皮丘隆起,局部出现红晕、硬块,直径>1 cm 或周围有伪足;或局部出现红晕,伴有小水疱者;或局部发痒者为阳性。严重时可出现过敏性休克。观察反应的同时,应询问有无头晕、心慌、恶心、胸闷、气短、发麻等不适症状,如出现上述症状时不可使用青霉素。

七、注意事项

(1)皮试药液要现用现配,剂量准确。

(2)备好相应抢救设备与药物,及时处理变态反应。

(3)行皮试前,尤其行青霉素过敏试验前必须询问患者家族史、用药史和药物过敏史,如有药物过敏史者不可做试验。

(4)药物过敏试验时,患者体位要舒适,不可采取直立位。

(5)选择注射部位时应注意避开瘢痕和皮肤红晕处。

(6)皮肤试验时禁用碘剂消毒,对乙醇过敏者可用生理盐水消毒,避免反复用力涂擦局部皮肤。

(7)拔出针头后,注射部位不可用棉球按压揉擦,以免影响结果观察。

(8)进针角度以针尖斜面全部刺入皮内为宜,进针角度过大易将药液注入皮下,影响结果的观察和判断。

(9)如需做对照实验,应用另一注射器和针头,抽吸无菌生理盐水,在另一前臂相同部位皮内注射0.1 mL,观察 20 分钟进行对照。告知患者皮试后 20 分钟内不要离开病房。如对结果有怀疑,应在另一侧前臂皮内注入 0.1 mL 生理盐水做对照试验。

(10)正确判断试验结果,对皮试结果阳性者,应在病历、床头或腕带、门诊病历和病员一览表上醒目标记,并将结果告知医师、患者和家属。

(11)特殊药物皮试,按要求观察结果。

第三节　肌内注射

一、目的

注入药物,用于不宜或不能口服或静脉注射,且要求比皮下注射更快发生疗效时。

二、评估

(一)评估患者

(1)双人核对医嘱。

(2)核对患者床号、姓名、住院号和腕带(请患者自己说出床号和姓名)。

(3)评估患者病情、治疗情况、意识状态、用药史、药物过敏史、不良反应史、肢体活动能力和合作程度。

(4)向患者解释操作目的和过程,取得患者配合。

(5)查看注射部位皮肤情况(皮肤颜色,有无皮疹、感染和皮肤划痕阳性)。

(6)协助患者取舒适坐位或卧位。

(二)评估环境

安静整洁,宽敞明亮,必要时遮挡。

三、操作前准备

(一)人员准备

仪表整洁,符合要求。洗手,戴口罩。

(二)按医嘱配制药液

(1)操作台:注射盘、无菌盘、2 mL 注射器、5 mL 注射器、医嘱所用药液、安尔碘、无菌棉签。如注射用药为油剂或混悬液,需备较粗针头。

(2)双人核对药物标签、药名、浓度、剂量、有效期、给药途径。

(3)检查瓶口有无松动、瓶身有无破裂、药液有无混浊、变质。

(4)检查无菌注射器、安尔碘、无菌棉签等,包装无破裂,在有效期内。

(5)按正规操作抽吸药液,并贴好标识,置于无菌盘内。

(6)再次核对药液,记录时间并签名。

(三)物品准备

治疗车上层放置无菌盘(内置抽吸好药液)、安尔碘、注射单、无菌棉签、快速手消毒剂,以上物品符合要求,均在有效期内。治疗车下层放置生活垃圾桶、医疗废物桶、锐器盒。

四、操作程序

(1)携用物推车至患者床旁,核对床号、姓名、住院号和腕带(请患者自己说出床号和姓名)。

(2)协助患者取舒适体位,暴露注射部位,注意保暖,保护患者隐私,必要时可遮挡。

(3)选择注射部位(臀大肌、臀中肌、臀小肌、股外侧和上臂三角肌)。

(4)常规消毒皮肤,待干。

(5)再次核对患者床号、姓名和药名。

(6)拿取药液并排尽空气,取干棉签,夹于左手示指与中指之间,以一手拇指和示指绷紧局部皮肤,另一手持注射器,中指固定针栓,将针头迅速垂直刺入,深度约为针梗的2/3。

(7)松开紧绷皮肤的手,抽动活塞。如无回血,缓慢注入药液,同时观察反应。

(8)注射毕,用无菌干棉签轻按进针处,快速拔针,按压片刻。

(9)再次核对患者床号、姓名和药名。

(10)协助患者取舒适体位,整理床单位,注射后观察用药反应。

(11)快速手消毒剂消毒双手,记录时间并签名。

(12)推车回治疗室,按医疗废物处理原则处理用物。

(13)洗手,根据病情书写护理记录单。

五、常用肌内注射定位方法

(一)臀大肌肌内注射定位法

注射时应避免损伤坐骨神经。

1.十字法

从臀裂顶点向左或右侧画一水平线，然后从髂嵴最高点做一垂线，将一侧臀部被划分为4个象限，其外上象限并避开内角为注射区。

2.连线法

从髂前上棘至尾骨做一连线，其外1/3处为注射部位。

(二)臀中肌、臀小肌肌内注射定位法

(1)以示指尖和中指尖分别置于髂前上棘和髂嵴下缘处，在髂嵴、示指、中指之间构成一个三角形区域，示指与中指构成的内角为注射部位。

(2)髂前上棘外侧三横指处(以患者手指的宽度为标准)。

(三)股外侧肌内注射射定位法

在股中段外侧，一般成人可取髋关节下10 cm至膝关节的范围。此处大血管、神经干很少通过，且注射范围广，可供多次注射，尤适用于2岁以下的幼儿。

(四)上臂三角肌内注射定位法

取上臂外侧，肩峰下2～3横指处。此处肌肉较薄，只可做小剂量注射。

(五)体位准备

1.卧位

臀部肌内注射时，为使局部肌肉放松，减轻疼痛与不适，可采用以下姿势。

(1)侧卧位：上腿伸直，放松，下腿稍弯曲。

(2)俯卧位：足尖相对，足跟分开，头偏向一侧。

(3)仰卧位：常用于危重和不能翻身的患者，采用臀中肌、臀小肌肌内注射法较为方便。

2.坐位

为门诊患者接受注射时常用体位。可供上臂三角肌或臀部肌内注射时采用。

六、注意事项

(1)遵医嘱和药品说明书使用药品。

(2)药液要现用现配，在有效期内，剂量要准确。选择两种药物同时注射时，应注意配伍禁忌。

(3)注射时应做到“两快一慢”(进针、拔针快，推注药液慢)。

(4)选择合适的注射部位，避免刺伤神经和血管，无回血时方可注射。

(5)注射时切勿将针梗全部刺入,以防针梗从根部衔接处折断。若针头折断,应先稳定患者情绪,并嘱患者保持原位不动,固定局部组织,以防断针移位,同时尽快用无菌血管钳夹住断端取出;如断端全部埋入肌肉,应速请外科医师处理。

(6)对需长期注射者,应交替更换注射部位,并选择细长针头,以避免减少硬结的发生。如因长期多次注射出现局部硬结时,可采用热敷、理疗等方法予以处理。

(7)2岁以下婴幼儿不宜选用臀大肌内注射,因其臀大肌尚未发育好,注射时有损伤坐骨神经的危险,最好选择臀中肌和臀小肌内注射。

第四节　静脉注射

一、目的

(1)所选用药物不宜口服、皮下及肌内注射,又需迅速发挥药效时。

(2)注入药物做某些诊断性检查,如对肝、肾、胆囊等造影时需静脉注入造影剂。

二、评估

(一)评估患者

(1)双人核对医嘱。

(2)核对患者床号、姓名、住院号和腕带(请患者自己说出床号和姓名)。

(3)了解患者病情、意识状态、配合能力、药物过敏史、用药史。

(4)评估患者穿刺部位的皮肤状况、肢体活动能力、静脉充盈度和管壁弹性。选择合适的静脉注射部位,评估药物对血管的影响程度。

(5)向患者解释静脉注射的目的和方法,告知所注射药物的名称,取得患者配合。

(二)评估环境

安静整洁,宽敞明亮。

三、操作前准备

(一)人员准备

仪表整洁,符合要求。洗手,戴口罩。

(二)物品准备

1.操作台

治疗单、静脉注射所用药物、注射器。

2.按要求检查所需用物,符合要求方可使用

(1)双人核对药物名称、浓度、剂量、有效期、给药途径。

(2)检查药物的质量、标签,液体有无沉淀和变色,有无渗漏、浑浊和破损。

(3)检查注射器和无菌棉签的有效期、包装是否紧密无漏气,安尔碘的使用日期是否在有效期内。

3.配制药液

(1)安尔碘棉签消毒药物瓶口,掰开安瓿,瓿帽弃于锐器盒内。

(2)打开注射器,将外包装袋置于生活垃圾桶内,固定针头,回抽针栓,检查注射器,取下针帽置于生活垃圾桶内,抽取安瓿内药液,排气,置于无菌盘内。在注射器上贴上患者床号、姓名、药物名称、用药方法的标签。

(3)再次核对空安瓿和药物的名称、浓度、剂量、用药方法和时间。

4.备用物品

治疗车上层治疗盘内放置备用注射器一支、安尔碘、无菌棉签,无菌盘内放置配好的药液、垫巾。以上物品符合要求,均在有效期内。治疗车下层放置生活垃圾桶、医疗废物桶、锐器盒,含有效氯 250 mg/L 消毒液桶。

四、操作程序

(1)携用物推车至患者床旁,核对床号、姓名、住院号和腕带(请患者自己说出床号和姓名)。

(2)向患者说明静脉注射的方法、配合要点、注射药物的作用和不良反应。

(3)协助患者取舒适体位,充分暴露穿刺部位,放垫巾于穿刺部位下方。

(4)在穿刺部位上方 5～6 cm 处扎压脉带,末端向上,以防污染无菌区。

(5)安尔碘棉签消毒穿刺部位皮肤,以穿刺点为中心向外螺旋式旋转擦拭,直径＞5 cm。

(6)再次核对患者床号、姓名和药名。

(7)嘱患者握拳,使静脉充盈,左手拇指固定静脉下端皮肤,右手持注射器与皮肤呈 15°～30°自静脉上方或侧方刺入,见回血可再沿静脉进针少许。

(8)保留静脉通路者,安尔碘棉签消毒静脉注射部位三通接口,以接口处为中心向外螺旋式旋转擦拭。

(9)静脉注射过程中,观察局部组织有无肿胀,严防药液渗漏,如出现渗漏立即拔出针头,按压局部,另行穿刺。

(10)拔针后,指导患者按压穿刺点 3 分钟,勿揉,凝血功能差的患者适当延长按压时间。

(11)再次核对患者床号、姓名和药名。

(12)将压脉带与输液垫巾对折取出,输液垫巾置于生活垃圾桶内,压脉带放于含有效氯250 mg/L 消毒液桶中。整理患者衣物和床单位,观察有无不良反应,并向患者讲明注射后注意事项。快速手消毒剂消毒双手,推车回治疗室,按医疗废物处理原则处理用物。

(13)洗手,在治疗单上签名并记录时间。按护理级别书写护理记录单。

五、注意事项

(1)严格执行查对制度,需双人核对医嘱。

(2)严格遵守无菌操作原则。

(3)了解注射目的、药物对血管的影响程度、给药途径、给药时间和药物过敏史。

(4)选择粗直、弹性好、易固定的静脉,避开关节和静脉瓣。常用的穿刺静脉为肘部浅静脉、贵要静脉、肘正中静脉、头静脉。小儿多采用头皮静脉。

(5)根据患者年龄、病情和药物性质掌握注入药物的速度,并随时听取患者主诉,观察病情变化。必要时使用微量注射泵。

(6)对需要长期注射者,应有计划地由小到大、由远心端到近心端选择静脉。

(7)根据药物特性和患者肝、肾功能或心脏功能,采用合适的注射速度。随时听取患者主诉,观察体征和其病情变化。

第五节 氧疗技术

本节主要讲解鼻导管或面罩吸氧的操作方法。

一、目的

纠正各种原因造成的缺氧状态，提高患者血氧含量及动脉血氧饱和度。

二、操作前准备

（一）告知患者

操作目的、方法、注意事项、配合方法。

（二）评估患者

（1）病情、意识、呼吸状态、缺氧程度、心理反应、合作程度。

（2）鼻腔状况：有无鼻息肉、鼻中隔偏曲或分泌物阻塞等情况。

（三）操作护士

着装整洁、修剪指甲、洗手、戴口罩。

（四）物品准备

治疗车、一次性吸氧管或吸氧面罩、湿化瓶、蒸馏水、氧流量表、水杯、棉签、吸氧卡、笔、快速手消毒剂、污物桶、消毒桶。

（五）环境

安全、安静、整洁。

三、操作过程

（1）携用物至患者床旁，核对腕带及床头卡。

（2）协助患者取适宜体位。

（3）清洁双侧鼻腔。

（4）正确安装氧气装置，管路或面罩连接紧密，确定氧气流出通畅。

（5）根据病情调节氧流量。

（6）固定吸氧管或面罩。

（7）填写吸氧卡。

（8）用氧过程中密切观察患者呼吸、神志、氧饱和度及缺氧程度改善情况等。

（9）整理床单位，协助患者取舒适卧位。

（10）整理用物，按医疗垃圾分类处理用物。

（11）擦拭治疗车。

（12）洗手、记录、确认医嘱。

四、注意事项

(1)保持呼吸道通畅,注意气道湿化。

(2)保持吸氧管路通畅,无打折、分泌物堵塞或扭曲。

(3)面罩吸氧时,检查面部、耳郭皮肤受压情况。

(4)吸氧时先调节好氧流量再与患者连接,停氧时先取下鼻导管或面罩,再关闭氧流量表。

(5)注意用氧安全,尤其是使用氧气筒给氧时注意防火、防油、防热、防震。

(6)长期吸氧患者,湿化瓶内蒸馏水每天更换一次,湿化瓶每周浸泡消毒一次,每次 30 分钟,然后洗净、待干、备用。

(7)新生儿吸氧应严格控制用氧浓度和用氧时间。

五、评价标准

(1)患者能够知晓护士告知的事项,对服务满意。

(2)操作过程规范、安全,动作娴熟。

第六节　鼻饲技术

一、目的

对病情危重、昏迷、不能经口或不愿正常摄食的患者,通过胃管供给患者所需的营养、水分和药物,维持机体代谢平衡,保证蛋白质和热量的供给需求,维持和改善患者的营养状况。

二、准备

(一)物品准备

治疗盘内:一次性无菌鼻饲包一套(硅胶胃管 1 根、弯盘 1 个、压舌板 1 个、50 mL 注射器1 具、润滑剂、镊子 2 把、治疗巾 1 条,纱布 5 块)、治疗碗 2 个、弯血管钳 1 把、棉签适量、听诊器1 副、鼻饲流质液(38～40 ℃)200 mL,温开水适量、手电筒 1 个、调节夹 1 个(夹管用)、松节油、漱口液、毛巾。慢性支气管炎的患者视情况备镇静剂、氧气。

治疗盘外：安全别针 1 个、夹子或橡皮圈 1 个、卫生纸适量。

(二)患者、护理人员及环境准备

患者了解鼻饲目的、方法、注意事项及配合要点。调整情绪，指导或协助患者摆好体位。护理人员应衣帽整齐，修剪指甲，洗手，戴口罩。环境安静、整洁、光线、温湿度适宜。

三、评估

(1)评估患者病情、治疗情况、意识、心理状态及合作度。

(2)评估患者鼻腔状况，有无鼻中隔偏曲、息肉，鼻黏膜有无水肿、炎症等。

(3)向患者解释鼻饲的目的、方法、注意事项及配合要点。

四、操作步骤

(1)确认患者并了解病情，向患者解释鼻饲目的，过程及方法。

(2)备齐用物，携至床旁核对床头卡、医嘱、饮食卡，核对流质饮食：种类、量、性质、温度、质量。

(3)患者如有义齿、眼镜应协助取下，妥善存放。防止义齿脱落误吞吐食管或落入气管引起窒息。插管时由于刺激可致流泪，取下眼镜便于擦除。

(4)取半坐位或坐位，可减轻胃管通过咽喉部时引起的咽反射，利于胃管插入。无法坐起者取右侧卧位，昏迷患者取去枕平卧位，头向后仰可避免胃管误入气管。

(5)将治疗巾围于患者颌下，保护患者衣服和床单，弯盘、毛巾放置于方便易取处。

(6)观察鼻孔是否通畅，黏膜有无破损，清洁鼻腔，选择通畅一侧便于插管。

(7)准备胃管测量胃管插入的长度，成人插入长度为 45～55 cm，一般取发际至胸骨剑突处或鼻尖经耳垂至胸骨剑突处，并进行标记，倒润滑剂于纱布上少许，润滑胃管前段 10～20 cm 处，减少插管时的摩擦阻力。

(8)左手持纱布托住胃管，右手持镊子夹住胃管前端，沿选定侧鼻孔缓缓插入，插管时动作轻柔，镊子前端勿触及鼻黏膜，以防损伤，当胃管插入 10～15 cm 通过咽喉部时，如为清醒患者指导其做吞咽动作及深呼吸，随患者做吞咽动作及深呼吸时顺势将胃管向前推进胃管，直至标记处。如为昏迷患者，将患者头部托起，使下颌靠近胸骨柄，可增大咽喉部通道的弧度，便于胃管顺利通过，再缓缓插入胃管至标记处。若插管时患者恶心、呕吐感持续，用手电筒、压舌板检查口腔咽喉部有无胃管盘曲卡住。如患者有呛咳、发绀、喘息、呼吸困难等误入气管现象,应立即拔管。休息后再插。

(9)确认胃管在胃内,用胶布交叉胃管固定于鼻翼和面颊部。验证胃管在胃内的3种方法:①打开胃管末端胶塞连接注射器于胃管末端抽吸,抽出胃液即可证实胃管在胃内。②置听诊器于患者胃区,快速经胃管向胃内注入10 mL空气,同时在胃部听到气过水声,即表示已插入胃内。③将胃管末端置于盛水的治疗碗内,无气泡溢出。

(10)灌食:连接注射器于胃管末端,先回抽见有胃液,再注入少量温开水,可润滑管壁,防止喂食溶液黏附于管壁,然后缓慢灌注鼻饲液或药液等。鼻饲液温度为38~40 ℃,每次鼻饲量不应超过200 mL,间隔时间不少于2小时,新鲜果汁,应与奶液分别灌入,防止凝块产生。鼻饲结束后,再次注入温开水20~30 mL冲洗胃管,避免鼻饲液积存于管腔中而变质,造成胃肠炎或堵塞管腔。鼻饲过程中,避免注入空气,以防造成腹胀。

(11)胃管末端胶塞:塞上如无胶塞可反折胃管末端,用纱布包好,橡皮圈系紧,用别针将胃管固定于大单,枕旁或患者衣领处防止灌入的食物反流和胃管脱落。

(12)协助患者清洁口腔,鼻孔,整理床单位,嘱患者维持原卧位20~30分钟,防止发生呕吐,促进食物消化、吸收。长期鼻饲者应每天进行口腔护理。

(13)整理用物,并清洁,消毒,备用。鼻饲用物应每天更换消毒,协助患者擦净面部,取舒适卧位。

(14)洗手,记录。记录插管时间,鼻饲液种类、量及患者反应等。

五、拔管

停止鼻饲或长期鼻饲需要更换胃管时进行拔管。

(1)携用物至床前,说明拔管的原因,并选择末次鼻饲结束时拔管。

(2)置弯盘于患者颌下,夹紧胃管末端放于弯盘内,防止拔管时液体反流,胃管内残留液体滴入气管。揭去固定胶布用松节油擦去胶布痕迹,再用清水擦洗。

(3)嘱患者深呼吸,在患者缓缓呼气时稍快拔管,到咽喉处快速拔出。

(4)将胃管放入弯盘中,移出患者视线,避免患者产生不舒服的感觉。

(5)清洁患者面部、口腔及鼻腔,帮助患者漱口,取舒适卧位。

(6)整理床单位,清理用物。

(7)洗手,记录拔管时间和患者反应。

六、注意事项

(1)注入药片时应充分研碎,全部溶解方可灌注。多种药物灌注时,应将药物分开灌注,每种药物之间用少量温开水冲洗一次,注意药物配伍禁忌。

(2)插胃管时护士与患者进行有效沟通,缓解紧张度。

(3)插管动作要轻稳,尤其是通过食管3个狭窄部位时(环状软骨水平处,平气管分叉处,食管通过膈肌处)以免损伤食管黏膜。

(4)每次鼻饲前应检查胃管是否在胃内及是否通畅,并用少量温开水冲管后方可进行喂食,鼻饲完毕后再次注入少量温开水,防止鼻饲液凝结。注入鼻饲液的速度要缓慢,以免引起患者不适。

(5)鼻饲液应现配现用,已配制好的暂不用时,应放在4 ℃以下的冰箱内保存,保证24小时内用完,防止长时间放置变质。

(6)长期鼻饲者应每天进行两次口腔护理,并定期更换胃管,普通胃管每周更换一次,硅胶胃管每月更换一次,聚氨酯胃管留置时间2个月更换一次。更换胃管时应于当晚最后一次喂食后拔出,翌日晨从另一侧鼻孔插入胃管。

(7)每次灌注前或间隔4～8小时应抽胃内容物,检查胃内残留物的量。如残留物的量大于灌注量的50%,说明胃排空延长,应告知医师采取措施。

第七节　营养支持技术

一、肠内营养

(一)目的

(1)全面、均衡、符合生理的营养供给,以降低高分解代谢,提高机体免疫力。

(2)维持胃肠道功能,保护肝脏功能。

(3)提供经济、安全的营养治疗。

(二)操作前准备

1.告知患者和家属

操作目的、方法、注意事项、配合方法。

2.评估患者

病情、意识状态、合作程度、营养状态、管饲通路情况、输注方式。

3.操作护士

着装整洁、修剪指甲、洗手、戴口罩。

4.物品准备

肠内营养液、营养泵、肠内营养袋、加温器、20 mL 注射器、温水。必要时备插线板。

5.环境

整洁、安静。

(三)操作过程

(1)携用物至患者床旁,核对腕带及床头卡。

(2)协助患者取半卧位。

(3)固定营养泵,安装管路,检查并确认喂养管位置,抽吸并评估胃内残留量。

(4)温水冲洗胃肠营养管并与管路连接。

(5)根据医嘱调节输注速度。

(6)加温器连于喂养管上(一般温度调节在 37～40 ℃)。

(7)核对。

(8)输注完毕,温水冲洗喂养管。

(9)包裹、固定胃肠营养管。

(10)协助患者取适宜卧位,整理床单位。

(11)整理用物,按医疗垃圾分类处理用物。

(12)擦拭治疗车。

(13)洗手、记录、确认医嘱。

(四)注意事项

(1)营养液现用现配,24 小时内用完。

(2)长期留置胃肠营养管者,每天用油膏涂擦鼻腔黏膜,每天进行口腔护理。

(3)输注前后或经胃肠营养管注入药物后均用温水冲洗胃肠营养管。

(4)定期(或按照说明书)更换胃肠营养管,对胃造口、空肠造口者,保持造口周围皮肤干燥、清洁。

(5)避免空气入胃,引起胀气。

(6)加温器放到合适的位置,以免烫伤患者。

(7)抬高床头,避免患者平卧引起误吸。

(8)观察并记录输注量,以及输注中、输注后的反应。

(9)特殊用药前后用约 30 mL 温水冲洗胃肠营养管,药片或药丸经研碎、溶解后注入胃肠营养管。

(10)注意放置恰当的管路标识。

(五)评价标准

(1)患者和家属能够知晓护士告知的事项,对服务满意。

(2)操作规范、安全,动作娴熟。

二、肠外营养

(一)目的

通过静脉途径输注各种营养素,补充和维持患者的营养。

(二)操作前准备

1.告知患者和家属

操作目的、方法、注意事项、配合方法。

2.评估患者

(1)病情、意识状态、合作程度、营养状态。

(2)输液通路情况、穿刺点及其周围皮肤状况。

3.操作护士

着装整洁、修剪指甲、洗手、戴口罩。

4.物品准备

治疗车、穿刺盘、营养液、20 mL 注射器、输液泵、营养袋、加温器、温水。必要时备插线板。

5.环境

整洁、安静。

(三)操作过程

(1)携用物至患者床旁,核对腕带及床头卡。

(2)协助患者取舒适卧位。

(3)固定输液泵,连接电源。

(4)营养袋挂于仪器架上,排气。

(5)打开输液泵门,固定输液管,关闭输液泵门。

(6)开机,设置输液速度及预输液量。

(7)将感应器固定在墨菲氏滴管上端。

(8)消毒皮肤,二次排气。

(9)穿刺,启动输液泵,妥善固定管路。

(10)整理床单位,协助患者取舒适卧位。

(11)整理用物,按医疗垃圾分类处理用物。

(12)擦拭治疗车。

(13)洗手、记录、确认医嘱。

(四)注意事项

(1)营养液宜现配现用,若营养液配制后暂时不输注,冰箱冷藏,输注前室温下复温后再输,保存时间不超过 24 小时。

(2)等渗或稍高渗溶液可经周围静脉输入,高渗溶液应从中心静脉输入,明确标识。

(3)如果选择中心静脉导管输注,注意管路维护。

(4)不宜从营养液输入的管路输血、采血。

(五)评价标准

(1)患者和家属能够知晓护士告知的事项,对服务满意。

(2)遵循查对制度,符合无菌技术、安全给药原则。

(3)操作过程规范,动作娴熟。

第八节　伤口护理技术

一、伤口护理原则

历史上最早有关伤口处理的记载主要是清洗伤口、盖上敷料、包扎伤口三个方面,这也成为今日伤口处理的主要原则。随着慢性疾病的发病率越来越高,伴随的慢性伤口也越来越多。如何提高慢性伤口的愈合质量,加快伤口的愈合时间,成为临床医疗的一大挑战。具体来说,伤口护理原则包括以下几个方面。

(一)清洁伤口

去除附着于伤口和皮肤表面的刺激。每次更换敷料时要仔细去除黏附于伤口表面的坏死组织和感染性渗出液,注意勿将棉织纤维遗留于伤口内,使之成为异物,影响伤口愈合。

(二)预防和控制感染

伤口感染发生的因素包括伤口本身状况、细菌毒性、患者免疫力、营养状况及潜在疾病等。所以要及早发现伤口感染,及时处理,避免感染扩散。监测感染情况,必要时进行伤口细菌培养。

(三)伤口探查

遇到有穿刺、切割伤或怀疑有深部组织受伤时,要进行伤口探查,检查是否有异物存在或深部组织受损,以免影响伤口愈合。

(四)移除失活的组织及异物

可以通过清创术来进行,因为失活的组织或污染的组织会成为伤口感染的来源。

(五)保护伤口及其周围组织

在清创时,注意保护伤口床的正常组织和伤口周围组织,减少组织二度伤害。

(六)为伤口愈合提供湿润平衡的环境

根据伤口大小、深度、颜色及渗液量等情况,选择恰当的敷料,为伤口愈合提供一个低氧、湿润的愈合环境;对于渗液量较多(>10 mL/24 h),特别是有感染性渗液的伤口,应采用吸收渗液的敷料,如采用藻酸盐敷料或交互式敷料,对于洞穴性伤口可用封闭式负压吸引技术。

(七)使患者感到舒适

伤口护理都不应给患者带来或加重疼痛。应采取减轻疼痛的方法,尽可能使患者感到舒适。这种舒适包括躯体上和心理上的,因此伤口护理中应重视做好身心整体护理。

(八)伤口闭合

依据伤口的情形进行伤口闭合。若伤口床准备完毕,组织缺失少,可直接缝合或使用免缝胶带、负压闭合技术等;组织缺失多时,可选择合适的敷料,使其自然愈合，也可使用负压闭合技术。

二、伤口清洗

伤口清洗是伤口处理最基本且重要的步骤，适当的冲洗可将伤口表面上的污染源及异物清除，促进伤口的愈合。

(一)伤口清洗目的

除去异物、细菌或坏死组织，避免细菌感染，促进新细胞的增生；但清洁伤口时，不应使健康的细胞受损。

(二)伤口清洗原则和方法

1.伤口清洗的基本原则

从较清洁部位先清洗，避免将污染部位的细菌带到清洁部位。

(1)一般认为清洁伤口的中间部位较周边清洁，所以应从中间往外缘方向逐一清洗；而污染伤口的周边部位较中间清洁，应先清洗伤口周围开始，然后清洗伤口床。之后用消毒的干纱布或棉球擦干。

(2)伤口部位有引流管时，先清洗伤口，再清洗引流管。

(3)若为不同部位的伤口亦先清洗较清洁的伤口，例如，植皮手术的伤口换药时，应先清洗捐皮区再清洗受皮区。

2.伤口清洗液

一般来说，最理想、最经济的冲洗液是生理盐水(0.9% NaCl 溶液)。在欧美国家，有些医院使用不含离子的清洁液，但成本过高，不是必要的。应注意的是，尽量避免将下列清洁消毒液用于清洁伤口的清洗；若有必要用于感染或污染的伤口中，一定要稀释后使用，而且清洗后一定要用生理盐水完全冲洗干净，避免伤口的健康细胞受破坏而影响伤口的愈合。这些消毒液常见的有肥皂水、过氧化氢溶液、碘酒、醋酸等。碘液、过氧化氢(双氧水)或醋酸等溶液虽有杀菌的效果，但会对细胞造成伤害，阻碍伤口愈合。若需使用碘液清洗伤口，研究发现最合适的碘液浓度为0.001%。

三、伤口清创

伤口清创最早由巴黎学者德索提出，指的是利用手术方式除去坏死组织，后来这个名词被更广泛地解释为各种形式的清创术，在 Dorland 医学辞典里定义为从伤口或其周围组织除去坏死的或无活性的组织及外来的异物，直到健康的组织暴露出来为止。现代伤口护理的观点认为：对坏死组织应尽早清除。理由是:①坏死组织自溶后经创面吸收可成为毒素,引起机体中毒。②坏死组织富含蛋白质等营养,是细菌生长繁殖的良好培养基,易引发感染。③坏死组织附着于创面可成为不良刺激源,影响毛细血管重建与生长,阻止肉芽生长和上皮再生,因而会阻碍伤口愈合。伤口清创方法包括以下类型。

(一)外科清创或手术清创

因深部的感染或伤口会成为全身性感染的来源,所以需利用手术刀直接将坏死及感染的组织切除,一般适用于存有大范围坏死及感染的部分。

1.优点

最快速、有效的方式,可快速控制全身性感染来源,缩短伤口愈合时间。

2.缺点

较具侵犯性,较易出血,较疼痛,且将周围正常组织一起除去。

3.禁忌证

有血液疾病,容易出血不止(血小板不足)者;正在服用抗凝血制剂者。

(二)机械清创

已经应用几十年,常用的方式为水疗法、湿纱浸泡法(包括湿至干敷料或湿至湿润敷料)及连续性伤口的冲洗。

1.水疗法

将伤口浸泡在水中来软化腐肉或黑色结痂,促进痂皮的脱落,同时可以清洗掉伤口上的细菌。注意事项:①避免长时间浸泡,否则会造成伤口周边皮肤过度浸润,一般建议浸泡时间不要超过15分钟。②浸泡器具要有消毒灭菌处理,否则容易造成交互感染。

2.湿纱浸泡法

此类方法较适用于存有中量坏死组织或腐肉的伤口,不适用于已有肉芽组织生长或上皮化的伤口。

(1)湿至干敷料:湿至干敷料是利用湿纱浸泡生理盐水覆盖在伤口上,当湿纱布上的水分蒸发后,更换纱布时可将部分坏死的组织或腐肉一起移除,但也很容易破坏新生成的肉芽组织或上皮组织。

(2)湿至湿润敷料:湿至湿润敷料是利用纱布浸泡生理盐水覆盖在伤口上,4~6小时更换一次,维持纱布湿润度。当这些坏死组织软化后,在清洁伤口的过程时,即可随着棉棒擦拭或生理盐水冲洗一并被带走,以达到清创的目的。

3.连续性伤口的冲洗

有些感染的深部骨科伤口，用生理盐水不停地冲洗伤口。

总体而言，机械性清创术具有费用低、取材容易、实施方便有效等优点，但是清创无选择性，易破坏新生成的上皮细胞，耗时长；疼痛感较明显，易造成伤口周围的皮肤过度浸润，有时会导致感染扩散。

（三）化学清创

以化学制剂或酶溶解坏死组织，促使其及早脱落。优点是只溶解痂皮而不破坏活的组织，治疗过程不会造成伤口明显出血，患者一般无疼痛感；缺点是费用较高，伤口感染率有增加的趋势，有时会有炎症症状和不适感。

目前临床上使用的有两种，一种是含木瓜蛋白酶及尿素，另一种是含胶原酶。木瓜蛋白酶是一种蛋白质分解酶，由木瓜萃取而来，可以分解坏死的组织，而尿素可以帮助木瓜素的蛋白质分解。过氧化氢会破坏木瓜蛋白酶的活性，所以不可以和木瓜蛋白酶一起合用于伤口。另外，重金属（如铅、银、汞）亦会破坏木瓜蛋白酶的活性。

胶原蛋白分解酶是由溶组织梭状芽孢杆菌制造出来，它作用环境的理想酸碱度是 6～8，重金属（如铅、银、汞）亦会破坏它的活性，过氧化氢、氯化钠则不会。

（四）自溶清创

利用封闭敷料或半封闭敷料覆盖伤口，维持伤口湿润的环境，让身体本身产生酶（如蛋白质分解酶），软化坏死组织进行自体清创。适用于年纪大或抵抗力低的患者、慢性伤口或没有细菌感染的伤口。其优点是选择性高，不会破坏正常的组织，安全性高、有效、容易实行，患者一般无疼痛感；缺点是时效性较慢，需观察有无感染变化，有时会引发厌氧菌感染，而且此法不适用于感染性或较深有空腔的伤口。

（五）蛆虫清创

将特定无菌培养的幼蛆放在伤口表面，盖上浸泡生理盐水的纱布，外层覆盖封闭性敷料，每 2～3 天更换一次。重复更换直到坏死的组织被清除干净。幼蛆会选择性地吃掉坏死的组织，而不损伤正常组织。幼蛆分泌的蛋白酶，可分解、液化、溶解坏死组织。幼蛆还会分泌抗细菌的物质及一些促进伤口愈合的物质，如尿囊素、生长因子等。其优点是实施方便有效，有选择性，可减少伤口上细菌的负荷，可促进伤口愈合，无过敏、毒性的报道。缺点是获取较不易、费用高；患者的接受度低。此法禁用于接近身体空腔(如腹腔)、内部器官或较大血管的伤口。

四、渗液管理

渗液的成分包括水、电解质、营养、炎症介质、白细胞、蛋白消化酶、生长因子。伤口血管丰富、血管通透性增加,局部充血和伤口坏死组织成为细菌过度繁殖的培养基,感染或炎症反应会产生的过多渗液。适量的渗液有益于防止伤口床干涸,帮助组织修复,提供细胞代谢所需营养,协助生长因子和免疫因子扩散,帮助分解坏死组织。但渗液过多会延缓或阻止伤口愈合,引起生理或心理疾病,消耗医疗资源。渗液处理中的重要目标是将渗液的有利作用增至最大,不利作用减至最小。

渗液的处理方法:伤口引流和使用造口袋对控制此问题和减少更换敷料的频率是经济有效的办法。需要选择恰当的适应证,在不能使用造口袋的伤口中,考虑使用伤口腔洞填充敷料或高吸收性敷料,如泡沫敷料、藻酸盐填充条、银离子泡沫敷料等。

五、伤口引流管护理

(一)引流管的分类

1.按引流目的

可将引流管分为预防性引流和治疗性引流。其中预防性引流放置时间短,术后几天可拔除。治疗性引流留置时间较长,可长达数月。

2.按引流的作用机制

可分为被动引流和主动引流。被动引流是借助体内液体与大气压差、引流管的虹吸作用或体位引流,达到引流液排出体外的目的,如留置导尿引流、脓肿的切开引流、甲状腺术后的皮片引流等。主动引流则是利用负压吸引的方法将体液引流至体外,如乳腺癌术后负压吸引、胃肠减压、大手术后的负压吸引等。

(二)引流的目的

(1)预防严重感染:急诊腹腔外伤和大手术污染比较严重、手术区内渗血较严重时,可能会有积血。

(2)降低局部压力:如胆道术后“T”管引流。

(3)预防吻合口瘘。

(4)促进脏器功能恢复:如胸腔闭式引流,可促进肺的早日膨胀,尽早恢复肺功能。

（三）引流器材的种类和选择

1.橡皮片引流

适用于表浅的切口及渗出量较少的引流，如甲状腺手术后引流、脓肿切开引流等。

2.纱布类引流

常用的为纱条、盐水纱条、油纱布及凡士林纱布或纱条。适用于表浅的切口感染、有窦道的伤口、脓肿切开后的引流。

3.烟卷引流

将纱布卷入薄型乳胶片中制成。常用于胆囊手术时胆囊窝的引流、某些深部组织间的引流。

4.单腔管状引流管

常用的有硅胶管、乳胶管、软塑管，如导尿管（福来导尿管、蕈状导尿管）、“T”管等。适用于体腔、深部组织、膀胱、胆道术后引流。

5.多腔管状引流管

双腔以上的引流管，一般都是根据引流的需要自制的，使用的材质同单腔管状引流管。外管较粗，内管较细，并剪有多个侧孔。体液由于吸引力而积聚于粗管内，再由细管将液体吸出体外，不会将周围的组织由引流管吸入造成损伤。

（四）引流的原则

(1)放置引流的位置应处于引流液的最低位。

(2)采用最短的通路，不能绕经多脏器。

(3)不能将引流管吸引口放置在吻合口或穿孔修补处。

(4)不能直接放置在大血管、神经、肠管等重要脏器旁吸引，避免吸引力过大而造成损伤。

(5)引流管一般不应通过切口直接引出，以免发生感染、切口疝或切口裂开等并发症而应自切口旁重新打小孔将引流管引出。

（五）引流管的护理

(1)妥善固定引流管。

(2)保持引流的通畅。

(3)严密观察引流液，应在无菌操作下更换引流袋或引流瓶，使用的引流袋应有防反流装置，避免逆行感染。

(4)引流管需经常挤压,放置时间过长者(>7 天)可更换引流管。

(5)取合适的体位,尤其是盆腔脓肿的引流,应取半坐卧位,以保持体位引流的畅通。

(六)引流管周围皮肤的护理

(1)保护引流管周围的皮肤,避免引流液的刺激,可采用保护皮肤的敷料,如皮肤保护膜、伤口保护粉等。

(2)引流管周围必须用无菌的开口纱布覆盖,也可用无菌的伤口敷料,如水胶体敷料、泡沫敷料等。

(3)严密观察引流管周围皮肤的情况,观察有无因引流液刺激引起的皮肤过敏,或由于放置时间过长及其他原因引起的引流管周围皮肤感染。如有以上情况可咨询皮肤科医师或按伤口护理的原则处理引流管周围的感染。

六、伤口敷料的粘贴技巧

(1)以不引起皮肤紧张力或牵拉力的方法把胶布粘在敷料及皮肤上。先把敷料放在适当位置以全部盖住伤口,第一条胶布放在敷料的最上方,一半的宽度粘住敷料,一半的宽度粘在敷料旁的皮肤上,先粘敷料的中间,再分别粘住两旁的皮肤。在敷料中间放置第二条胶布,以同上的方法固定胶布;第三条胶布放置在敷料的最下方,一半的宽度粘住,一半的宽度粘在敷料旁的皮肤,方法同上。

(2)胶布的粘贴与身体动作方向应相反。例如,贴胶布横过关节面时,不要直贴,因为直贴时胶布会随着关节的移动而松动。

(3)如果伤口在骨突处或不易固定的部位,例如,骶尾部、尾骨或膝盖处,则可考虑使用管状网或固定网或使用自黏性绷带或胶带。

(4)免缝胶带 Steri-Strip 固定:①用 75%乙醇消毒或生理盐水清洁伤口周围 5 cm 皮肤并待其干燥。②以无菌技术从包装袋中取出粘有胶带的卡片。③卡片的两端都有预切口,移除一侧的纸片。④用镊子将胶带从卡片上剥离,以 45°剥离胶带,防止粘连。⑤从伤口的中部开始粘贴第一条免缝胶带,先将一半免缝胶带无张力的粘于伤口一侧的皮肤上,加压确保粘贴牢固。⑥用手尽量将伤口另外一侧皮肤与同侧对齐,然后同时将免缝胶带的另一半贴紧。⑦按照同样的方法闭合剩下的伤口部分。⑧两条胶带的间距在 0.3 cm 左右。⑨如果伤口没有对齐,应将胶带移除并重新粘贴。⑩在伤口闭合后,可在平行于伤口 2~4 cm 处,粘贴几条免缝胶带。这样可以减轻张力,防止产生水疱和皮肤缺损。

(5)免缝胶带的移除方法:①用手固定胶带的一端,慢慢地用手轻轻拉起另一端的胶布,这时应顺着体毛生长的方向往下轻拉。②轻柔、慢慢地打开各两侧的胶布(先慢慢打开一侧,再慢慢打开另一侧胶布),之后再整个移除胶布,避免由一侧用力移走胶布造成物理性的皮肤伤害。

(6)透明敷料粘贴及移除的方法:①选择比伤口边缘长 2～3 cm 的透明敷料。②除去透明敷料上的纸,露出黏性表面,直接贴在伤口上,用手施压把敷料压平,避免拉得太紧,以致活动不便。③用剩下的纸胶布粘贴敷料周边,记上日期、时间及签名。④有渗液流出时,敷料变软、潮湿、松弛或边缘卷起时应更换。⑤透明敷料的移除方法如图 5-1。

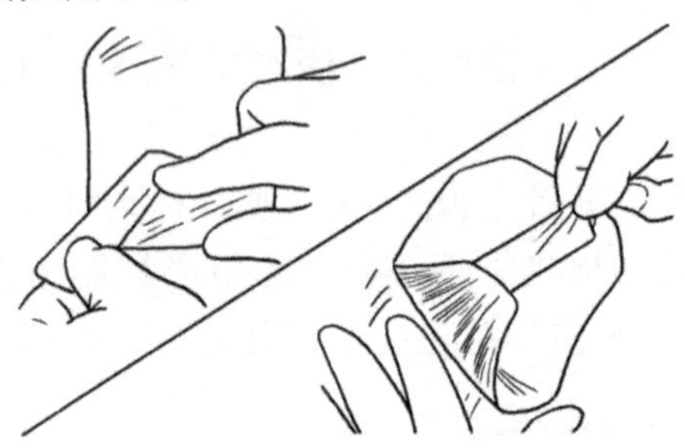

图 5-1 透明敷料的移除方法

(7)纱布敷料的粘贴方法:①放消毒的纱布或棉垫在伤口上。②选择合适的胶布或绷带把伤口固定好。

(8)纱布绷带包扎方法:环形包扎法、螺旋包扎法、螺旋反折包扎法、8 字形包扎法、回返包扎法和特殊部位包扎法。

(9)绷带包扎注意事项:①先做伤口和被包扎部位及其远端处的皮肤、血液循环、神经状况的评估,如手指及脚趾部位等。②为避免绷带直接摩擦骨突处而皮肤缺损,可在包扎前用衬垫保护骨突皮肤脆弱的部位。③包扎时,让肢体保持自然正常的姿势,关节要稍微弯曲,以避免肌肉、关节或韧带的过分牵拉。④为帮助静脉血回流,应由身体远端处往近端处包扎。⑤应使用平均的力量包扎,以免血液循环受阻。⑥为便于观察肢体的血流循环及判断患者的感觉,应让肢体露出。⑦绷带要能包扎盖住伤口敷料的上方及下方边缘处远于 5 cm 的部位。

(10)特殊部位敷料粘贴:由于身体某些部位有特殊性,伤口敷料固定较为困难,导致伤口敷料容易脱落,增加患者的治疗费用和护理时数。另外,患者担心伤口敷料脱落而不敢翻身或下床活动,影响伤口和疾病的康复。粘贴好特殊部位的伤口敷料,使伤口敷料粘贴稳妥、牢固持久,既便于患者活动又使其感到舒适,同时利于伤口愈合。

参考文献

[1] 张世叶.临床护理与护理管理[M].哈尔滨:黑龙江科学技术出版社,2020.
[2] 窦超.临床护理规范与护理管理[M].北京:科学技术文献出版社,2020.
[3] 王婷,王美灵,董红岩,等.实用临床护理技术与护理管理[M].北京:科学技术文献出版社,2020.
[4] 方习红,赵春苗,高莹.临床护理实践[M].长春:吉林科学技术出版社,2019.
[5] 赵安芝.新编临床护理理论与实践[M].北京:中国纺织出版社,2020.
[6] 蒙黎.现代临床护理实践[M].北京:科学技术文献出版社,2018.
[7] 王林霞.临床常见病的防治与护理[M].北京:中国纺织出版社,2020.
[8] 沈燕.实用临床护理实践[M].北京:科学技术文献出版社,2019.
[9] 程娟.临床专科护理理论与实践[M].开封:河南大学出版社,2020.
[10] 张文燕,冯英,柳国芳,等.护理临床实践[M].青岛:中国海洋大学出版社,2019.
[11] 彭旭玲.现代临床护理要点[M].长春:吉林科学技术出版社,2019.
[12] 尹玉梅.实用临床常见疾病护理常规[M].青岛:中国海洋大学出版社,2020.
[13] 姜永杰.常见疾病临床护理[M].长春:吉林科学技术出版社,2019.
[14] 管清芬.基础护理与护理实践[M].长春:吉林科学技术出版社,2020.
[15] 孙彩粉,李亚兰.临床护理理论与实践[M].南昌:江西科学技术出版社,2018.
[16] 万霞.现代专科护理及护理实践[M].开封:河南大学出版社,2020.
[17] 刘有林.实用临床护理实践[M].哈尔滨:黑龙江科学技术出版社,2018.
[18] 任潇勤.临床实用护理技术与常见病护理[M].昆明:云南科技出版社,2020.
[19] 吴欣娟.临床护理常规[M].北京:中国医药科技出版社,2020.
[20] 孙平.实用临床护理实践[M].天津:天津科学技术出版社,2018.

[21] 吕巧英.医学临床护理实践[M].开封:河南大学出版社,2020.
[22] 徐宁.实用临床护理常规[M].长春:吉林科学技术出版社,2019.
[23] 孙丽博.现代临床护理精要[M].北京:中国纺织出版社,2020.
[24] 赵倩.现代临床护理实践[M].北京:科学技术文献出版社,2019.
[25] 池末珍,刘晓敏,王朝.临床护理实践[M].武汉:湖北科学技术出版社,2018.
[26] 张铁晶.现代临床护理常规[M].汕头:汕头大学出版社,2019.
[27] 周英,赵静,孙欣.实用临床护理[M].长春:吉林科学技术出版社,2019.
[28] 邵小平,杨丽娟,叶向红,等.实用急危重症护理技术规范[M].上海:上海科学技术出版社,2020.
[29] 黄俊蕾,赵娜,李丽沙.新编实用临床与护理[M].青岛:中国海洋大学出版社,2019.
[30] 伍海燕,贺大菊,金丹.临床护理技术实践[M].武汉:湖北科学技术出版社,2018.
[31] 许家明.实用临床护理实践[M].北京:中国纺织出版社,2019.
[32] 张俊花.临床护理常规及专科护理技术[M].北京:科学技术文献出版社,2020.
[33] 王绍利.临床护理新进展[M].长春:吉林科学技术出版社,2019.
[34] 刘淑芹.综合临床护理实践[M].北京:科学技术文献出版社,2020.
[35] 明艳.临床护理实践[M].北京:科学技术文献出版社,2019.
[36] 王颖,王玲玲,李博.人文关怀护理对异位妊娠患者心理韧性、舒适度及生活质量的影响[J].临床研究,2023,31(5):172-174.
[37] 曾聪.基于护理信息能力培养的中职信息技术基础课程混合式教学改革与实践[J].卫生职业教育,2023,41(8):43-46.
[38] 李馨宇,姚春艳,肖清.预见性护理程序的临床应用现状[J].全科护理,2022,20(25)3476-3479.
[39] 黄晨,潘红英,庄一渝,等.医院护理信息应急体系的构建及效果评价[J].护理与康复,2023,22(2):53-56.
[40] 高晔秋,刘娟.信息化技术在基础护理技术实训教学中的应用[J].医药高职教育与现代护理,2023,6(1)22-25.